JN130692

脳卒中予防ハンドブック

―アタリを防ぐ基礎知識―

弘前大学大学院医学研究科　脳神経外科学
教授　大熊洋揮

はじめに

青森県は脳卒中の最多発県　しかし脳卒中は予防可能な病気

戦前の日本人の平均寿命は40歳代でした。戦後は右肩上がりに延びて、現在、女性87歳、男性81歳と戦前の2倍近くになっています。世界有数の長寿国となり、90歳を突破する日も夢ではないと考えられています。そのなかで青森県民の寿命はというと、47都道府県中堂々たる最下位を維持しています。

原因の一つとして生活習慣病にかかる人の多いことが挙げられています。特に脳血管障害は、古来当地で「アタリ」と呼ばれ畏怖されてきたことからも、いかに多く発生し、身近なものであったかがうかがえます。実際、青森県の脳卒中死亡率は長らく全国一位を維持し、一時、隣の岩手県に首位の座を譲りましたが、平成27年統計で再度一位に返り咲いています。

しかし、脳卒中が怖いのは命を奪われるかどうかだけではない点にあります。他の臓器では炎症や外傷により細胞が死んでも、修復・再生され元に戻ります。しかし、脳は損傷されると二度と回復することのない体の中の唯一の臓器です。したがって、アタリにより手足の麻痺、言語障害、認知症などがあらわれると後遺症となることが多く、結果として寝たきりになることも少なくありません。命が奪われなくても一生が台無しになってしまう病気の代表であり、介護が必要な状態の原因疾患の第一位です。どのような病気でも予防が大事ですが、脳疾患では殊にその意義がいかに大きいかを理解していただけるかと思います。

本書では、青森県の脳卒中の特徴や発生状況を踏まえた上で、脳卒中の予防法に関し説明します。通読していただければわかると思いますが、実は予防はそれほど難しいことではありません。ただし、多少の努力は必要です。「転ばぬ先の杖」ならぬ「アタらぬ先の予防法」を知っていただき、ひいては人生90年を達成できる、その一助になれば幸いです。

都道府県別平均寿命
（厚生労働省・平成22年統計）

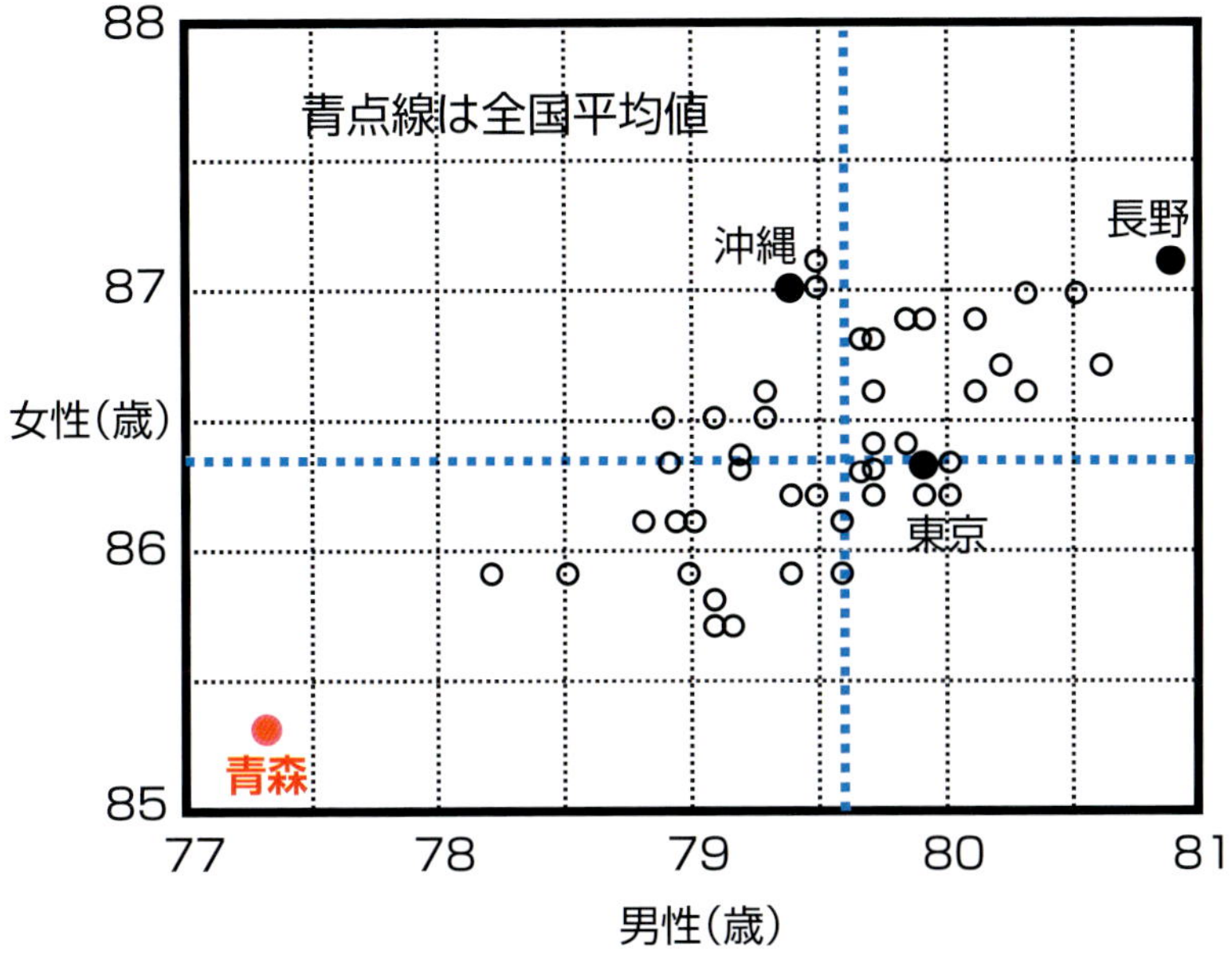

介護が必要となった原因
（厚生労働省・平成25年統計）

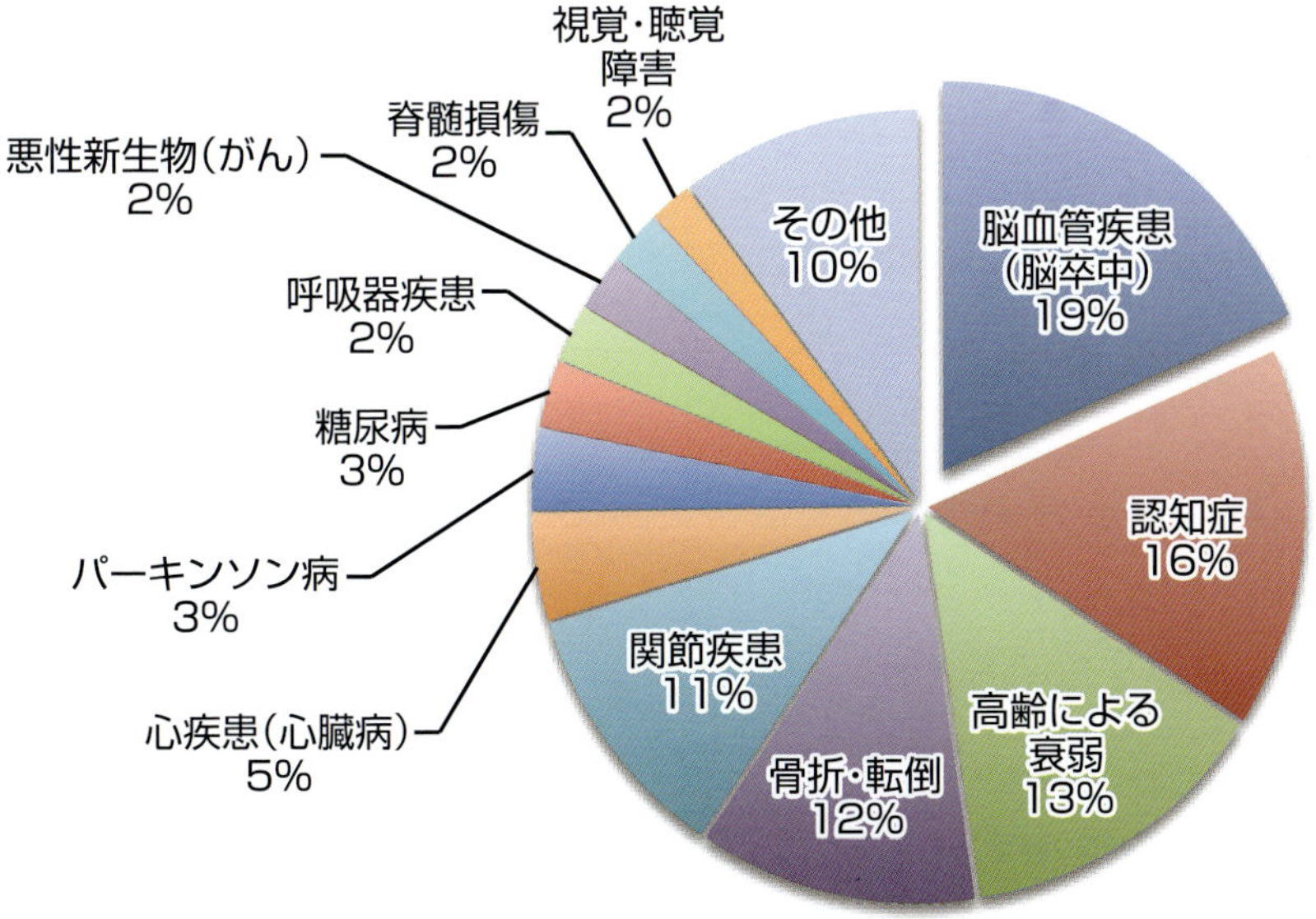

目次

この章では脳卒中はどのような病気か、その原因は何かを説明します。脳卒中の予防を理解する上で重要ですので、図とともにわかりやすく説明します。

第一章

脳卒中とは

脳卒中とはどのような病気か

太い動脈か細い動脈のいずれかが傷付く

脳卒中とは、脳に血液をはこぶ血管（動脈）にさまざまな不具合が生じ、それにより脳がダメージをおう病気です。脳は部位により働きがわかれているため、傷害をおった場所におうじて手足の麻痺、感覚障害、言語障害、性格・感情の変化、認知症、意識障害などさまざまな症状があらわれます。

脳へいく動脈は、左右の内頚動脈と左右の椎骨動脈の計4本からなります。前頚部を指で強く押すと拍動を触知できるのが内頚動脈で、椎骨動脈は頚椎（背骨のうちの首の部分）の中をはしるため触れることはできません。

これら動脈は頭の中に入ってからは、脳の表面を枝分かれしながら走行したあと、数十~数百ミクロンという1㎜よりずっと細い枝になり脳の内部に入っていきます。

こうした「脳」と「血液を運ぶ動脈」の関係を身の回りに例えると、「田畑」と「それを潤す河川」との関係によく似ています。田畑が脳、血液が河川を流れる水、動脈が河川の堤防です。大きな河川から小川に枝分かれして田畑に水分が供給されます。

脳卒中の理解のためには、脳の動脈は脳表面の太い動脈と脳内の細い動脈に大別されると覚えて下さい。疾患により太い動脈か細い動脈のどちらかが選択的に傷付きます。

虚血性と出血性に大別される

脳卒中は、動脈の内部（内腔と言います）が細くなったり（狭窄）、詰まったり（閉塞）して血流が低下する「虚血性」と、動脈が破れて出血する「出血性」に大別されます。複雑な病気が多く含まれるように錯覚されがちですが、主要な病気はたった5つです。

この章では病気の種類と病気の原因を解説します。「予防」の理解に重要ですので、頭に置いて下さい。虚血性と出血性の順で5つの疾患について説明していきます。

脳に栄養を届ける動脈

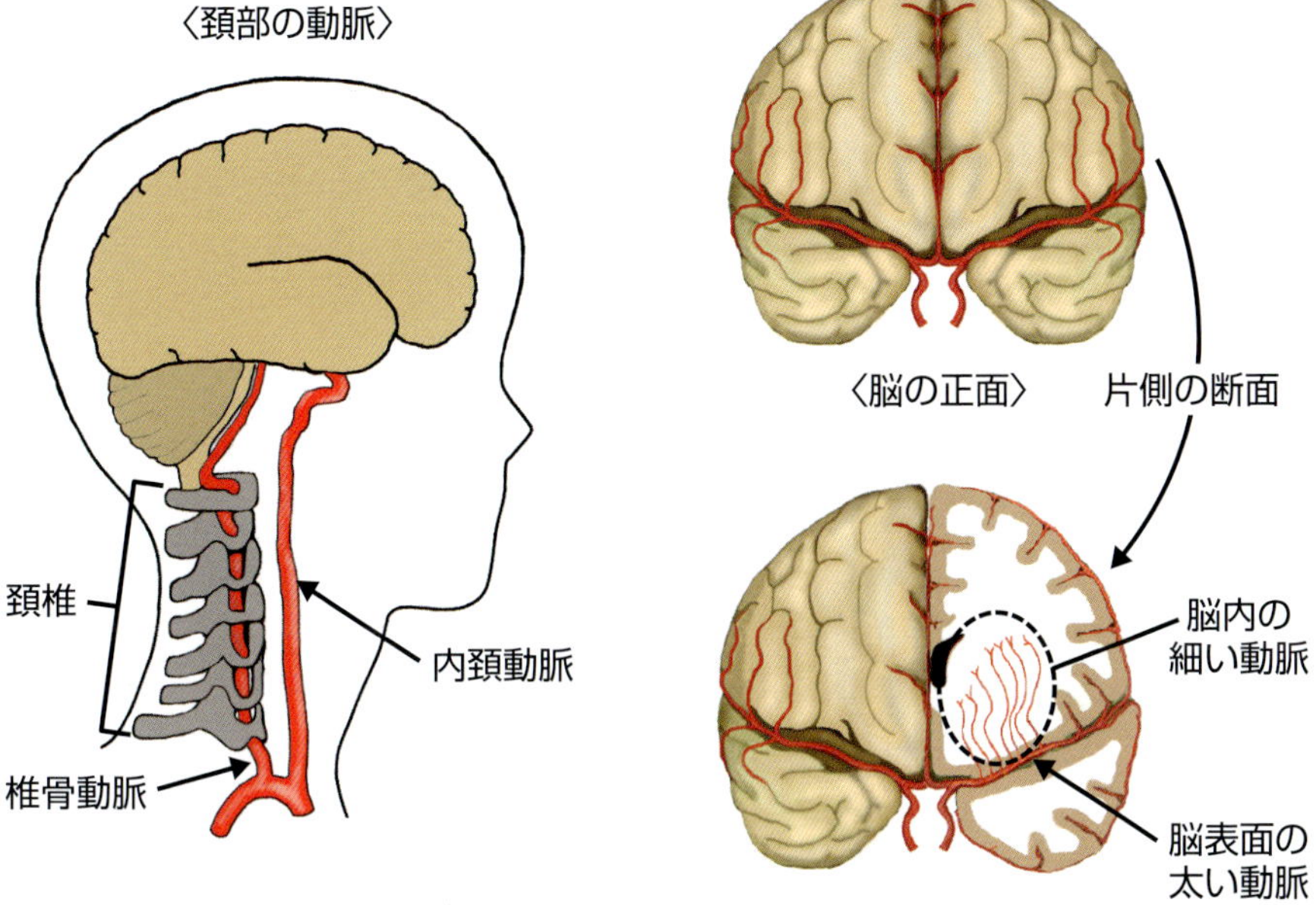

脳卒中5疾患とその頻度

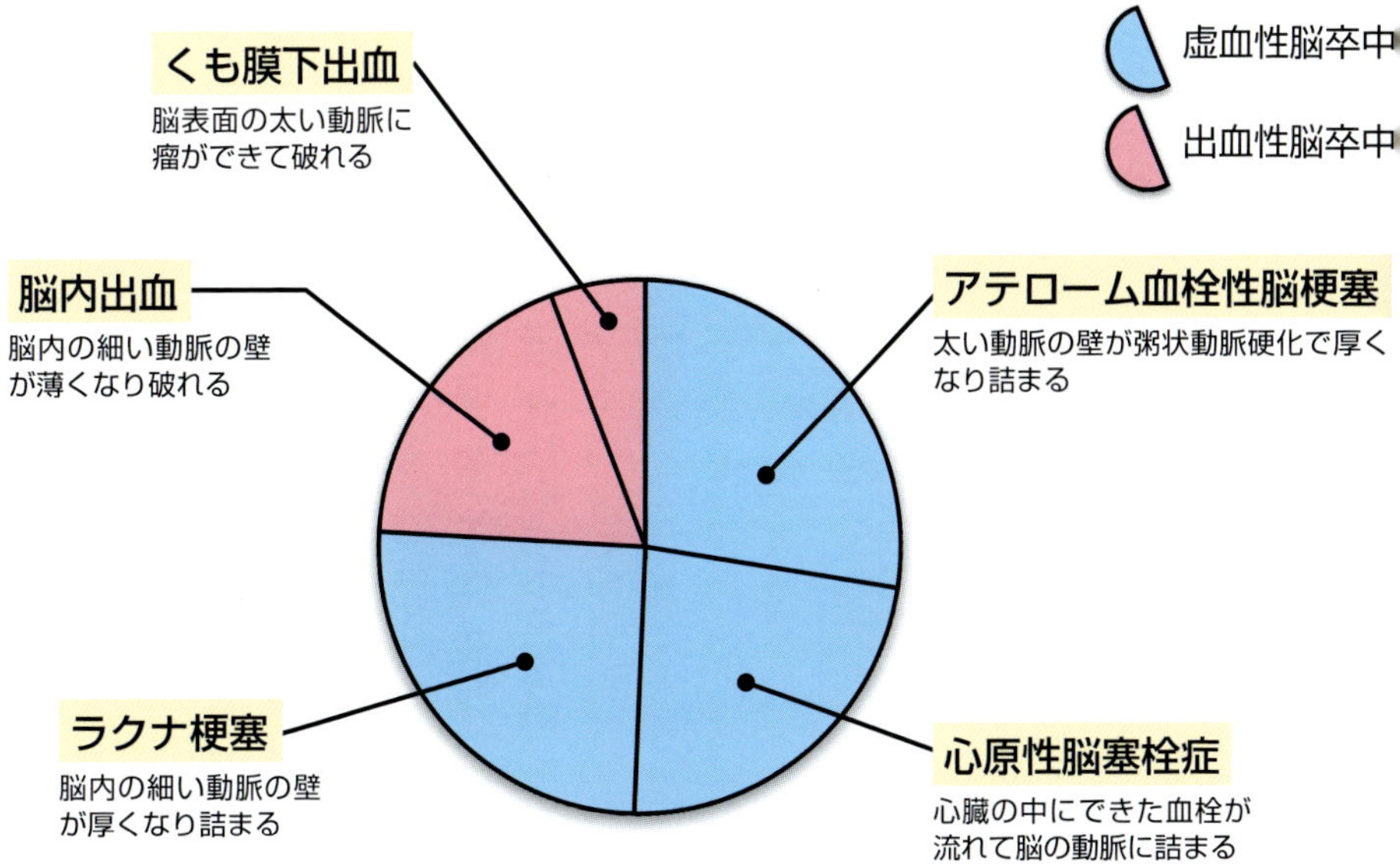

虚血性脳卒中

脳の血流が低下して脳にダメージ　脳梗塞とも呼ばれる

脳の細胞は血流低下に弱い

脳は体の中で血流低下に最も弱い臓器です。それは、脳細胞が酸素とブドウ糖のみをエネルギー源としているからです。脳はブドウ糖や酸素を細胞内に蓄えておくことができないため、常に血流により運搬される必要があります。したがって、脳は体の他の部分に比べ7～8倍もの血液が流れています。血流が低下し酸素とブドウ糖が不足すると、エネルギーを作ることができなくなり脳の働きが障害されます。さらに血流低下が著しくなると脳の細胞が死んでしまいます。

他の臓器では、ブドウ糖以外の栄養素を細胞内に蓄えていて、酸素が不足しても、栄養素をエネルギーに変えることができます。したがって、一定時間の血流低下では細胞が死ぬようなことはありません。正座をして、足がしびれた経験は誰でもあると思います。正座をすると、膝の裏の部分で動脈が折れて足に行く血流が低下します。そして、エネルギー産生が低下してしびれますが、足の細胞が死ぬことはありません。

脳の動脈が狭窄・閉塞して発症

動脈が狭窄・閉塞して血流が低下し、脳がダメージを受けるのが虚血性脳卒中です。血流低下が中程度であれば、脳の働きが低下し症状が一時出現するだけですみます。血流低下が強度であれば、脳の細胞が死んでしまい、症状は回復しません。脳細胞が死んだ状態を脳梗塞と言い、虚血性脳卒中を端的に脳梗塞と呼ぶこともよくあります。手足の運動麻痺や感覚障害、言語障害、意識障害などさまざまな脳症状があらわれます。

脳梗塞になると脳の細胞は生き返らない

田畑と河川の例えを使うと、河川の流れが途絶えると田畑は乾き作物が枯れてしまうのと同じです。ただし、田畑であれば川の流れが回復すれば土地はよみがえり再び作物の収穫が可能となりますが、脳は一旦脳梗塞になると血流が回復したとしても二度と生き返ることはありません。

虚血性脳卒中は3つ

動脈が詰まる部位や詰まり方により3つの疾患に分かれます。次ページから順に説明します。

① 太い動脈の動脈硬化（アテローム血栓性脳梗塞）
② 太い動脈に血栓が詰まる（心原性脳塞栓症）
③ 細い動脈の動脈硬化（ラクナ梗塞）

脳血流量

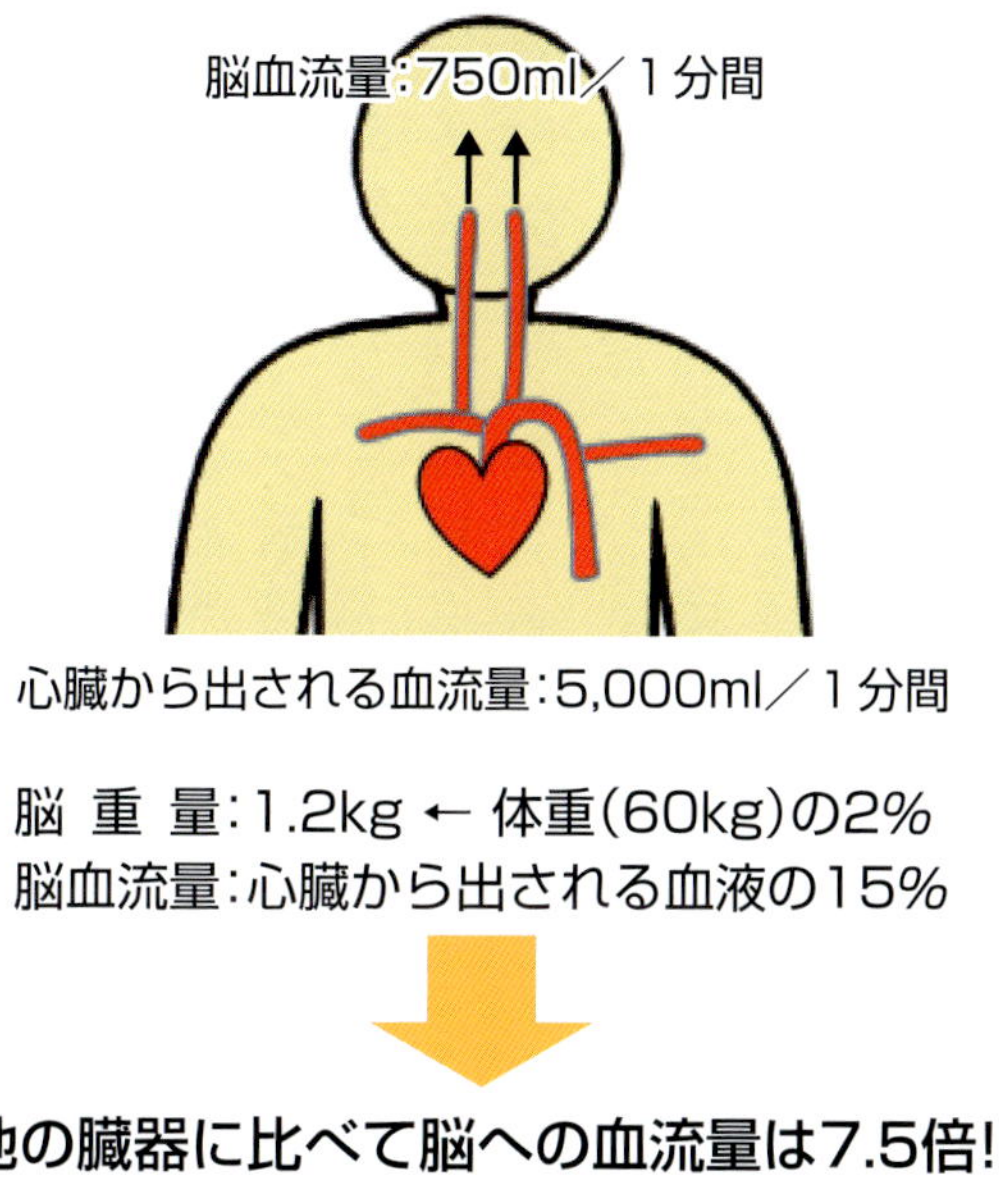
脳血流量：750ml／1分間
心臓から出される血流量：5,000ml／1分間
脳 重 量：1.2kg ← 体重（60kg）の2%
脳血流量：心臓から出される血液の15%
他の臓器に比べて脳への血流量は7.5倍！

脳梗塞は田畑の干ばつと同じ

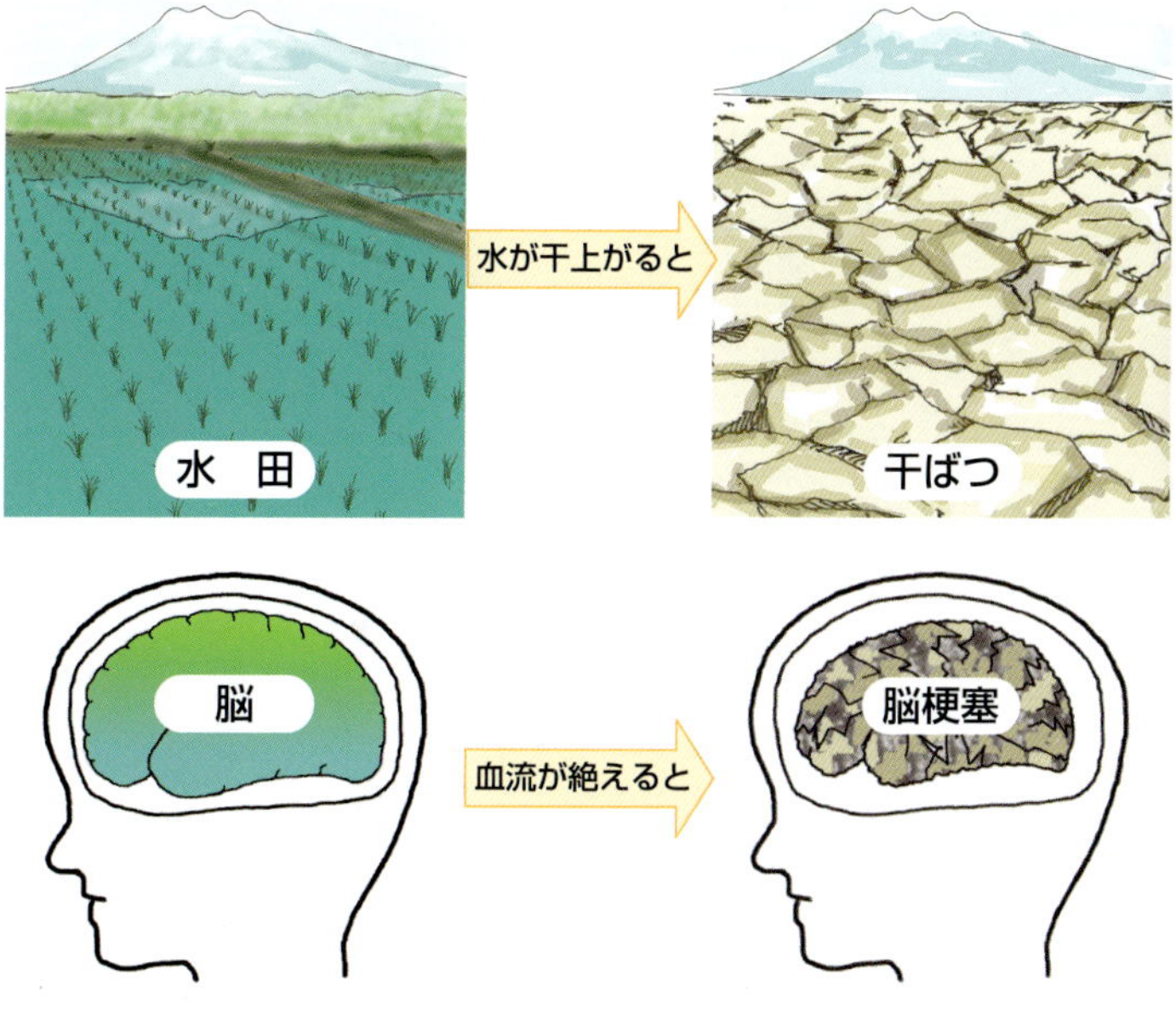
水 田
水が干上がると
干ばつ
脳
血流が絶えると
脳梗塞

地域によっては、干ばつは稲作の凶作の重要な原因です。江戸期以降の記録では津軽地区の凶作の大多数は冷害か洪水が原因で、干ばつによるものは数えるほどでした。その理由は、皮肉なことに、冬は嫌われる雪のおかげのようです。

アテローム血栓性脳梗塞

太い動脈の動脈硬化により発症

動脈壁に脂肪が貯まる

脳に栄養を届ける太い動脈の壁に、脂肪などが次第に沈着し壁が厚くなる病気です。この動脈壁の変化を粥状動脈硬化（アテローム）と呼びます。壁の中がお粥のようにドロドロになってしまうため名付けられました。壁が厚くなるために内腔が狭くなり血流が低下します。さらに内面に血の塊（血栓）が付着すると狭小化が進行します。そして、最終的に詰まってしまうと血流が途絶えます。

河川の堤防が老朽化し崩れて川が狭くなったり堰き止められたりした状態と同様です。

一過性脳虚血発作を反復して進行

長い年月をかけて進む変化のため、血流が徐々に低下し、この段階で脳の症状（手足の脱力、感覚障害、言語障害など）が短時間出現することが特徴です。これを「一過性脳虚血発作」と呼びます。症状が数分〜数時間で回復するために、時には医師でも見逃す場合があります。また、血流低下が慢性的になり認知症を発生させることもあります。

一過性脳虚血発作の段階で見つかると、内科的治療、外科的手術、血管内治療（カテーテルで血管内部から行う治療のこと）などで狭くなった血管内腔を拡げる治療を行います。しかし放置してこの段階を過ぎると、最終的には脳細胞が死んで症状が固定してしまいます。

飽食の代償で生じる

太い動脈のアテロームがどうして形成されるのかというと、多数の因子が関係しています。糖尿病、脂質異常症（高脂血症）、肥満などの栄養過多状態では、血液中にコレステロールなどの脂肪分が有り余ってしまい、これが動脈の壁に入り込んで蓄積します。さらに高血圧症を持っていたり、喫煙したりすると動脈の壁が痛めつけられるため、脂肪分が壁の中に入り込みやすくなります。

要するに「飽食」の代償で生じる病気と言えます。したがって、肉食主体の欧米人に多いことが特徴とされ、日本ではこれまで都市部に多い疾患でした。しかし、近年、青森県でも急速に増加傾向にあり、これは「飽食」や「栄養の偏り」が蔓延しつつある証拠です。

アテロームの形成

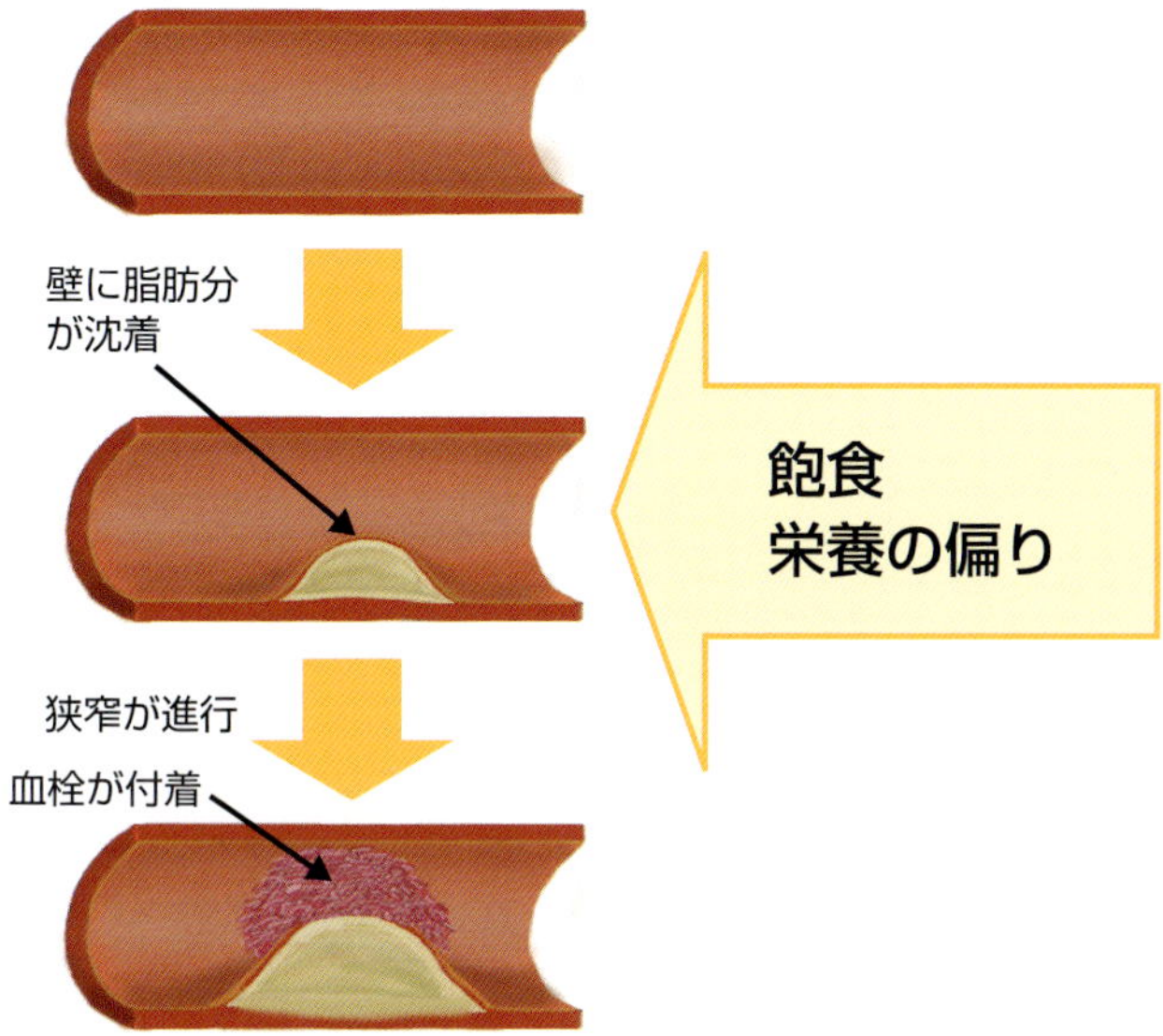

アテロームに陥った脳動脈

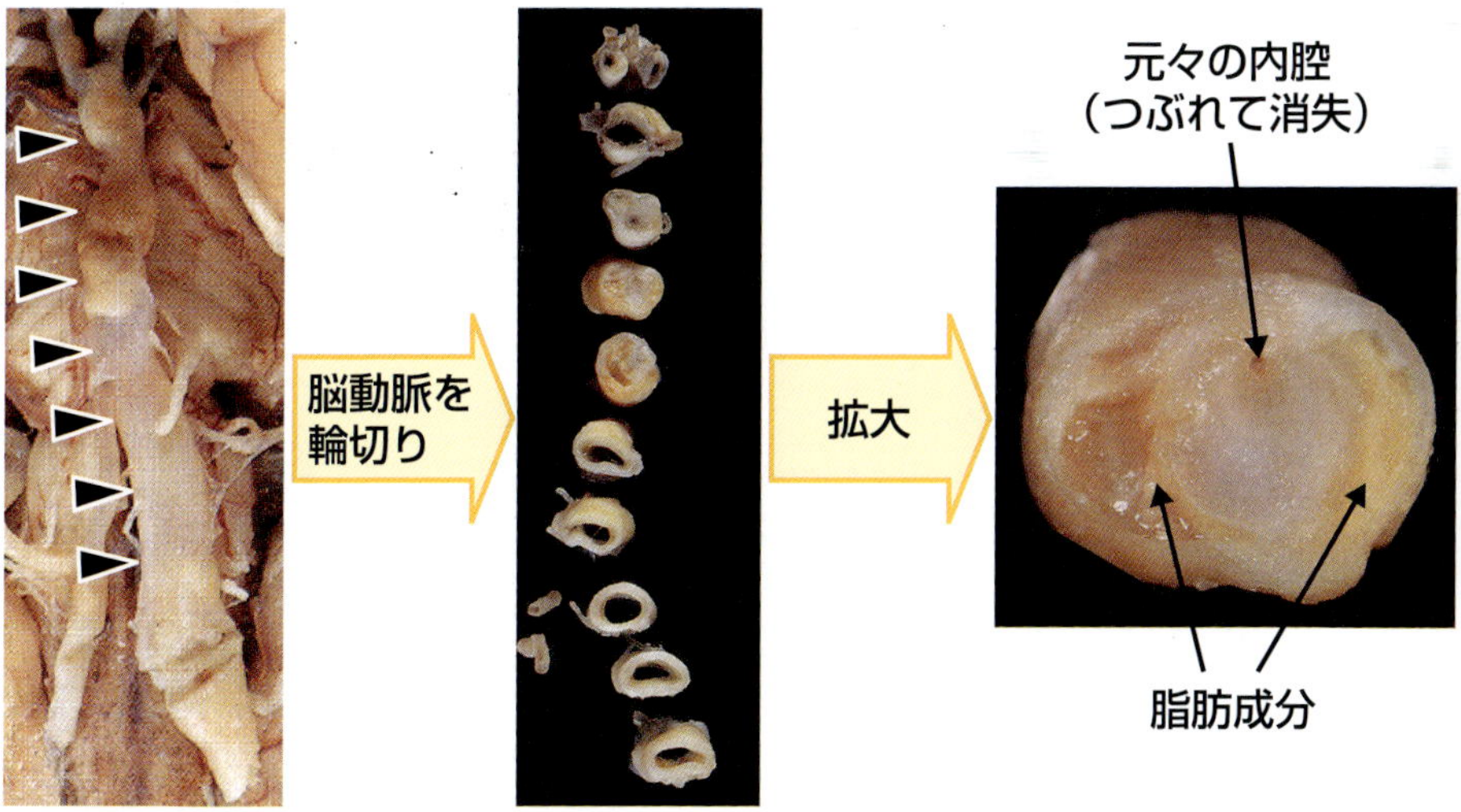

矢印が動脈

心原性脳塞栓症

心臓の中でできた血栓が太い動脈に詰まる

心臓から血の塊が飛んでくる

心臓の中に血の塊（血栓）ができて、これが血流に乗り脳の動脈に流れ着き閉塞させてしまう疾患です。長嶋元監督、サッカー日本代表のオシム元監督など有名人でもこの疾患にかかった人が少なくありません。

原因は心房細動が最多

心臓の中で血栓ができる原因は多くありますが、大半は心房細動という不整脈が原因です。

心臓は四つの部屋に分かれ、これらが順次に拍動し全身に血液が送り出されています。四つの部屋の一つである心房で、この定期的な拍動が消失した状態が心房細動で、結果的にこの部位で血流が滞ることになります。流れが滞るとよどみにはゴミやカスがたまるのと同じように、血流が滞るとゴミならぬ血栓が形成され心房の壁に付着します。この血栓は数cmもの大きさになり、ある拍子に剥がれて血流に乗り心臓から全身に流れ出します。

もし脳の動脈に流れたならば、脳動脈がたちどころに閉塞してしまいます。脳の太い動脈が急に詰まってしまうために、重度の運動麻痺、言語障害、意識障害などの脳障害症状が突然生じ、命に関わることも少なくありません。

虚血性脳卒中のなかで最も緊急かつ重篤

河川にたとえれば、上流からの土石流によりいきなり川が塞がれたようなものです。河川であれば復旧工事で元に戻せば解決できますが、脳ではそのような悠長なことは言っていられません。詰まった脳動脈の血流は、一定時間以内に回復しないと脳細胞が死んで脳梗塞となり症状が残ります。したがって、脳細胞が死ぬ前に血流を回復させることが急性期治療の焦点となります。強力な血栓溶解剤を投与したり、カテーテルで血栓を取り除いたりします。時間との勝負であり、虚血性脳卒中の中では最も緊急性の高い疾患です。

心房細動を持つ人は予防的内服が必要

虚血性脳血管障害の中で最も重篤、かつ治療困難であるゆえに、予防の重要性が極めて高い疾患です。心房細動を持っている人は、血栓ができることを防ぐために抗凝固剤という薬の服薬をきちんと続けることが重要です。また、心房細動を持っている人が、さらに高血圧症、糖尿病、心不全などをあわせ持っていると、心原性脳塞栓症にかかる確率が高まることから、これらも間接的な原因と言えます。

よどんだ流れに漂うゴミやカスならぬ心臓にできた血栓で、人生が台無しにならないように、心房細動をもつ人はくれぐれも注意が必要です。

心房細動と心原性脳塞栓症

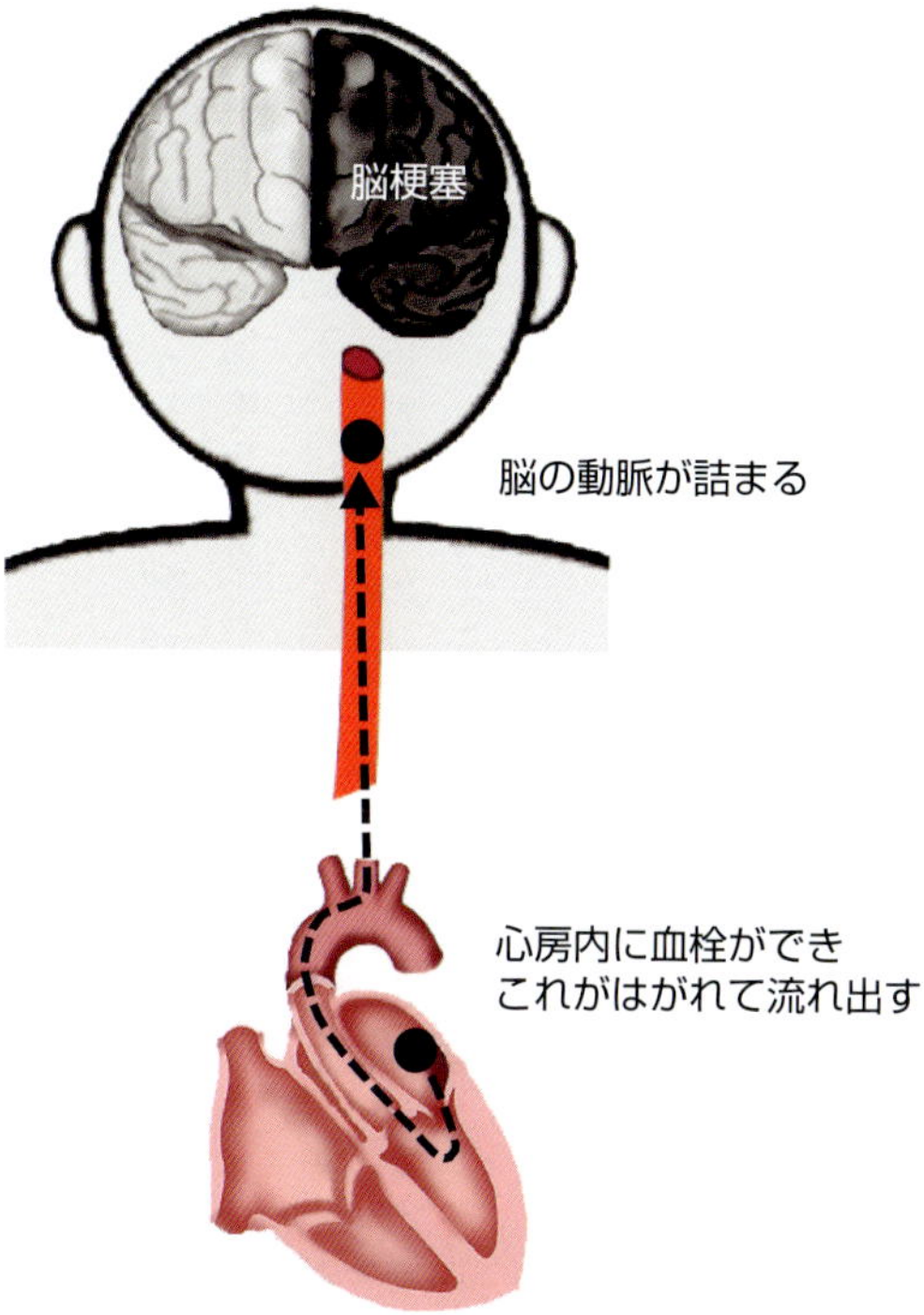
脳梗塞
脳の動脈が詰まる
心房内に血栓ができ
これがはがれて流れ出す

心原性脳塞栓症による広範な脳梗塞

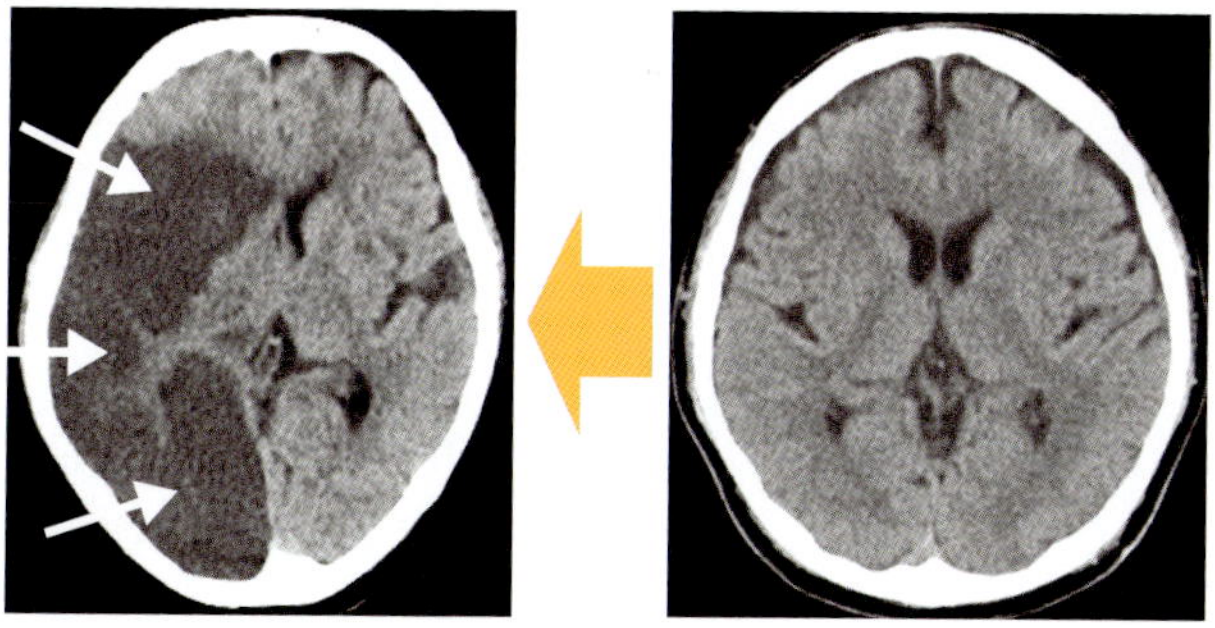

広範な脳梗塞
（矢印の黒くなった部分）

発症前

ラクナ梗塞

細い動脈の閉塞により発症

小さな脳梗塞ができる

太い動脈から枝分かれした細い動脈が、何らかの原因で閉塞し血流が途絶え脳細胞が死んでしまう疾患です。この動脈の太さは数百ミクロンと1㎜の5分の1程度の太さしかないため、栄養を渡す脳の部分も限られています。したがって生じる脳梗塞は1.5㎝以下と小さなものです。正式な病名をラクナ梗塞といいますが、ラクナとは英語で「小孔」の意味で、梗塞に陥った部分がまるで脳に小さな孔が空いたかのように見えるためのネーミングです。

最大の原因は高血圧症

細い動脈の閉塞には、高血圧症、糖尿病、喫煙などが関与しています。特に高血圧症が最も大きな影響を与えます。細い動脈の壁は薄いために高い血圧により影響を受けやすく、長期間高血圧にさらされると壁は薄くなったり厚くなったりさまざまな変化をきたします。厚くなると、最終的に内腔が閉塞しラクナ梗塞になります。

症状はさまざま

小さな脳梗塞のため、前述の心原性脳塞栓症などに比べると、重篤で致命的な症状が生じることはまれです。しかし、たとえ小さくても重要な部位に梗塞が生じれば、手足の麻痺、感覚障害、言語障害などの症状を呈します。こうした症状で発症しても細い動脈のため手術の対象となることはなく、内科的治療を行います。

認知症の重要な原因疾患

一方、重要な働きをしていない脳の部分にラクナ梗塞が生じれば無症状のこともあり、「無症候性脳梗塞」とか「隠れ脳梗塞」と呼ばれます。しかし、細い動脈は多数あるために、高血圧症を放置すると徐々に複数の動脈が閉塞し梗塞が増えていきます。その時点で手足の麻痺、感覚障害、言語障害などが出現することもありますし、あるいは脳の全体的な働きが次第に低下し認知症に至ることも少なくありません。

青森県では最多の脳卒中

ラクナ梗塞は脳卒中5疾患のうち最も頻度の高い疾患です。欧米型の食事が多い都市部では前述のアテローム性が多いのと対照的に、特に青森県を含む北東北で発生率の高いことが特徴です。それもひとえに青森県で高血圧症を持っている人の多いことが原因となっています。認知症の重要な原因疾患でもあり、決して「楽な」梗塞ではありません。

ラクナ梗塞の脳とMRI

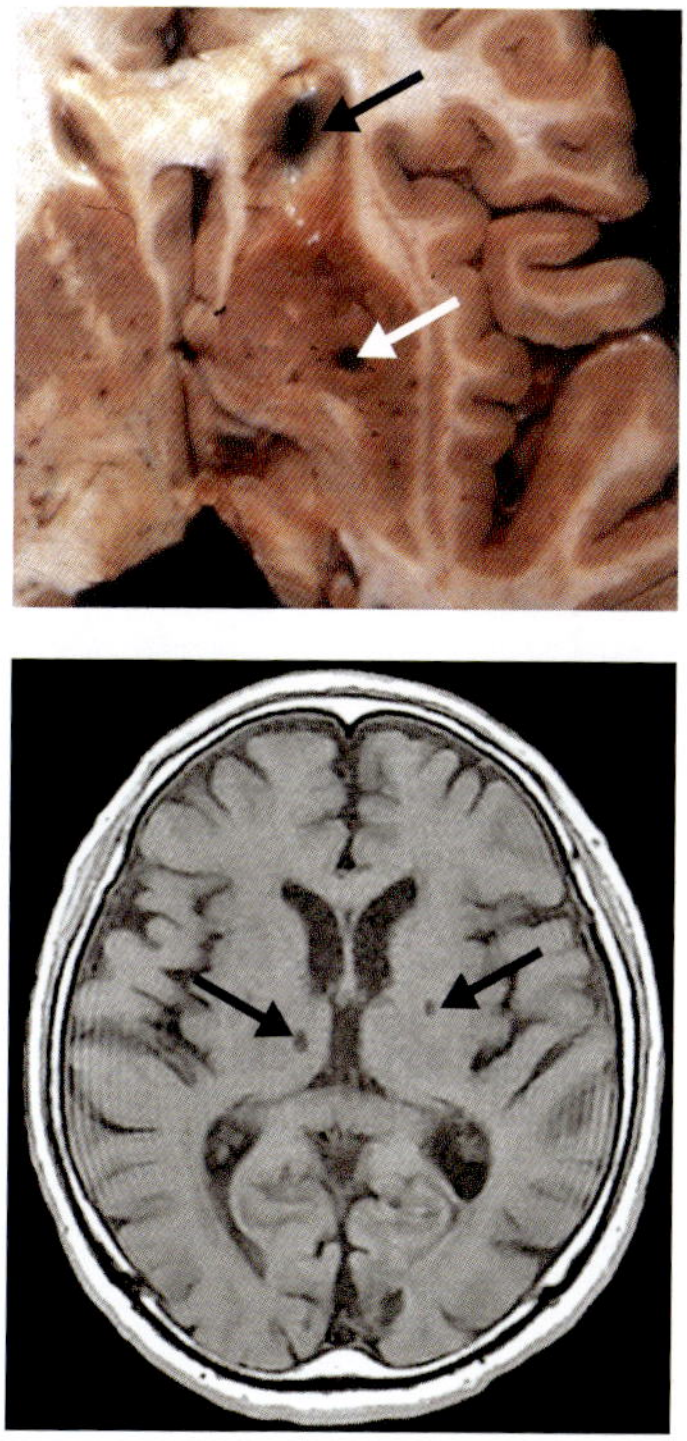

矢印の小さな梗塞

ラクナ梗塞の原因

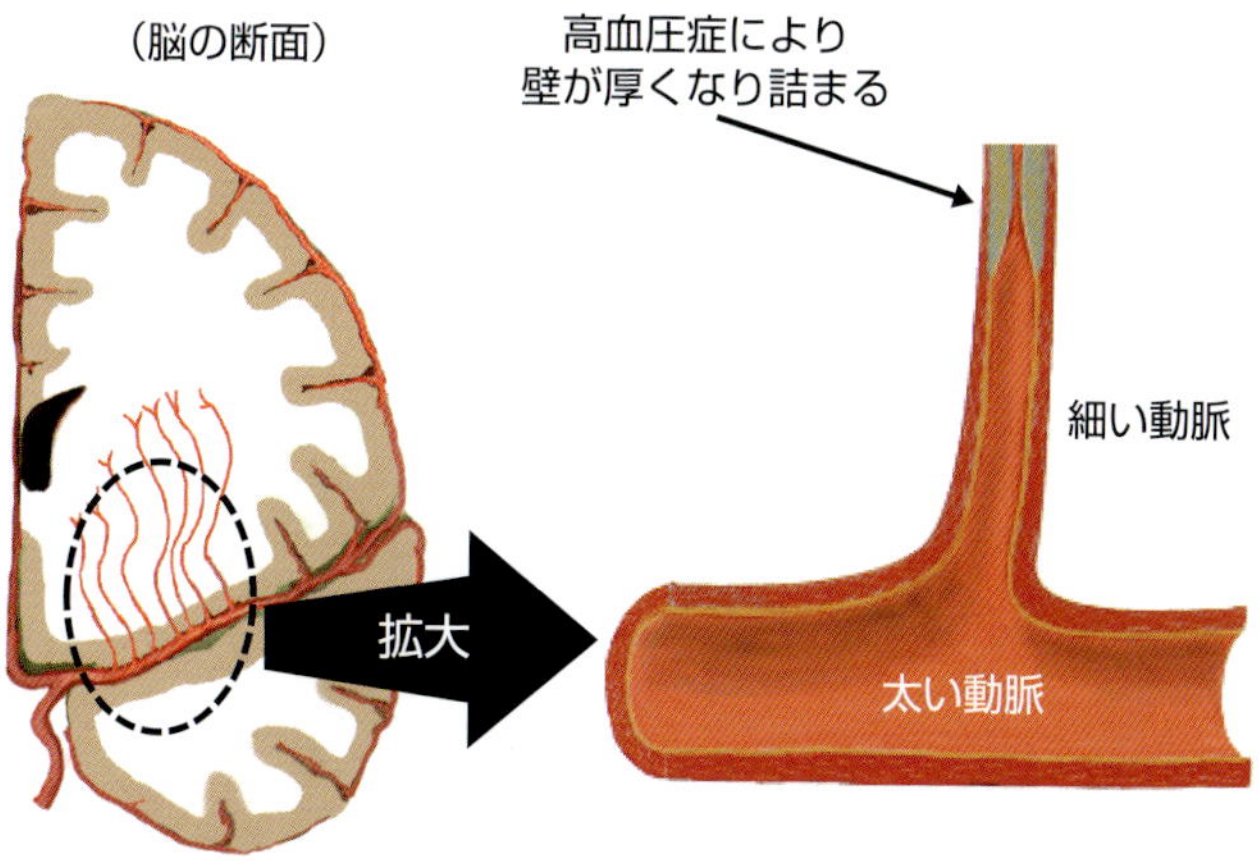

太い動脈から細い動脈が
枝分かれし脳内に分布

出血性脳卒中

脳の動脈が破れて出血　出血により脳が破壊される

出血により脳が破壊される

頭の中で動脈が破れ出血が起こる病気です。頭の中で出血が起こるとどのような悪影響が生じるでしょうか。出血多量が直接命に関わるということはありません。

頭蓋骨で囲まれた部分の体積は1500㎖未満です。そしてその中は、脳と脳周囲を潤す脳脊髄液という液体で満たされています。したがって、この空間にどれほど大量に出血が生じても、せいぜい200㎖が上限です。200㎖で出血多量になることはありません。

頭の中で出血が起こった場合の一番の問題は、脳が破壊されてしまうことです。どのように壊されるかというと二つのタイプがあります。

一つは、出血が生じた近辺の脳が、出血の勢いで崩されてしまうタイプです。脳は豆腐のように柔らかい組織ですから、出血により容易に壊されてしまいます。

もう一つのタイプは、脳が頭蓋骨に囲まれ密閉された状態のために生じます。出血により余分な体積が加わると頭の中の圧が上昇します（頭の中の圧を頭蓋内圧といいます）。頭蓋内は「パンパン」に緊張した状態となり広範囲の脳が壊されてしまいます。

体の他の部位は、よほど多量の出血でなければ命に関わることはありません。しかし、頭の中の出血ではほんの100㎖ほどの出血でも脳の破壊や頭蓋内圧の上昇を起こし、命が奪われてしまいます。

動脈壁が弱くなり破れて出血するさまは、河川の堤防が老朽化して決壊し、洪水により田畑が荒れ地になるのと同様です。田畑であれば整地すればまた元に戻りますが、破壊された脳の働きは戻ることはありません。

出血のタイプは二つ

脳の表面を走る太い動脈、脳内を走る細い動脈のいずれかが破れて出血が起こります。脳の表面の太い動脈が破れると、脳を包み込むように脳表に出血が広がり「くも膜下出血」になります。脳内の細い動脈が破れると脳の内部で出血が生じ「脳内出血」になります。

出血を起こした脳

正常脳断面

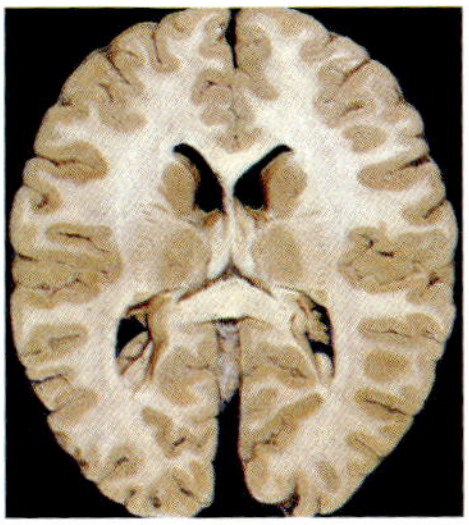

正常脳表面

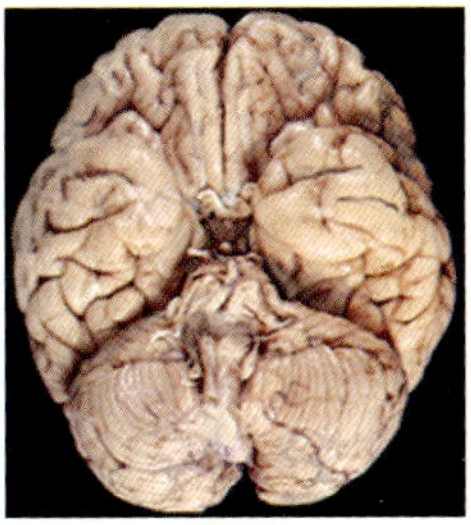

脳内出血

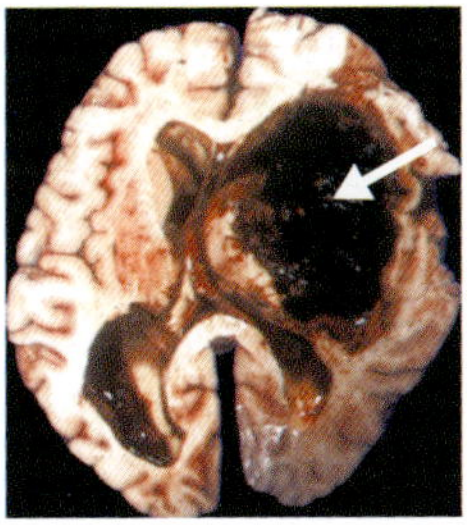

血腫（矢印）により周囲の脳が圧迫

くも膜下出血

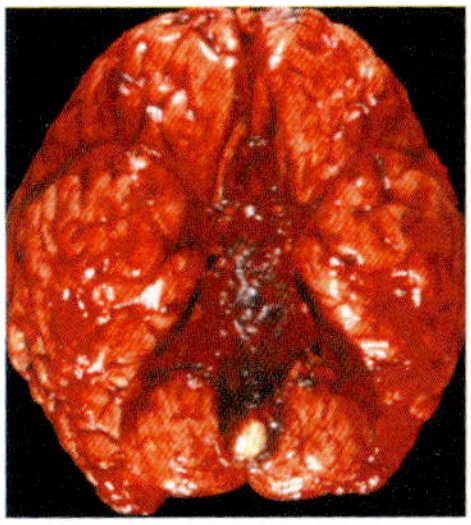

脳表が出血に包まれ赤色

脳出血は洪水と同じ

青森県の洪水というと岩木川の氾濫が歴史上有名です。江戸時代から明治時代まで 60回以上の氾濫が記録に残されています。治水により、物的被害を伴う氾濫は平成2年が最後となりました。動脈も管理により、氾濫ならぬ出血を防ぐことができます。

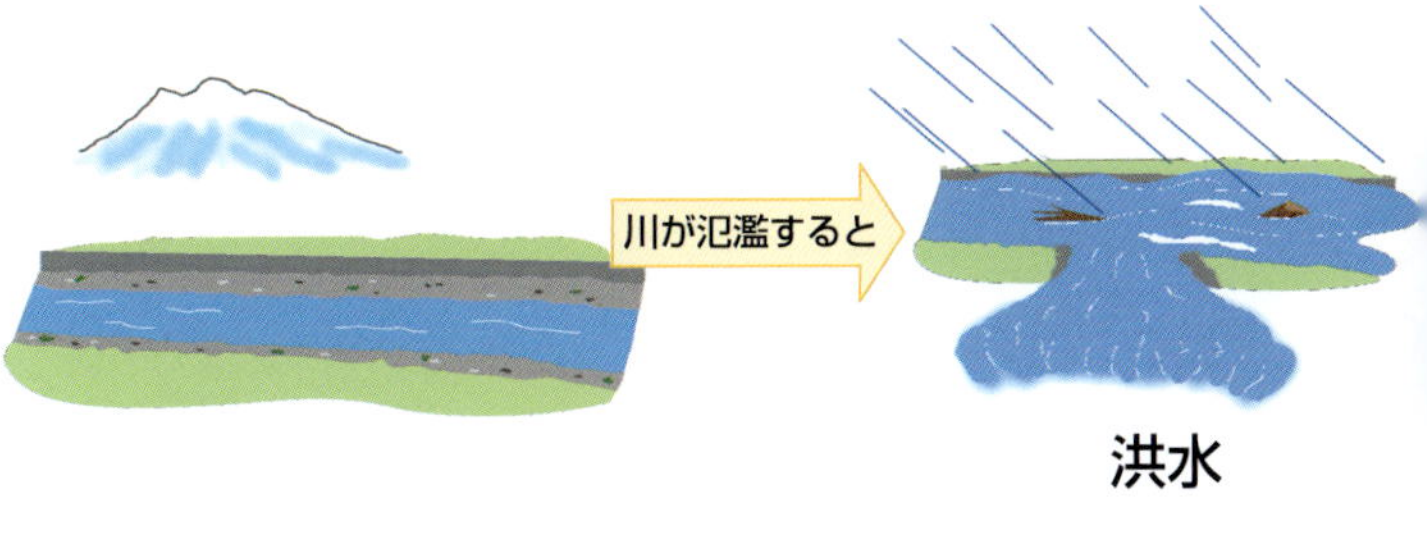

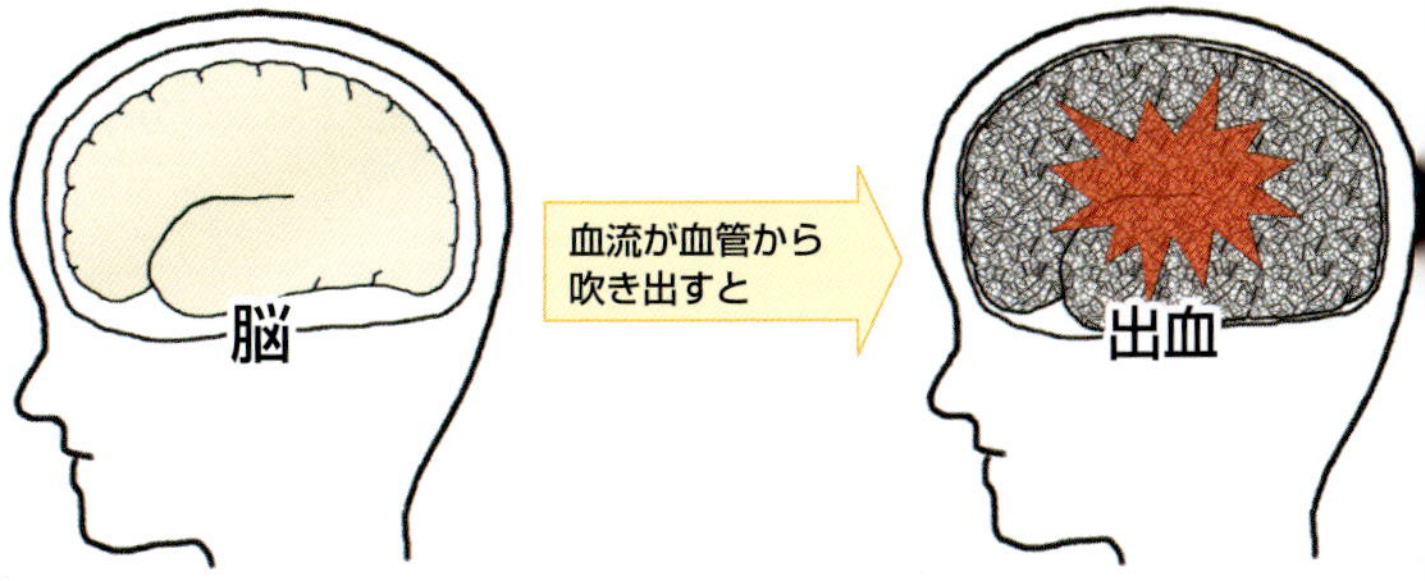

脳内出血

脳の中の細い動脈が破れる

脳内の細い動脈が破れる

脳の内部を走る細い動脈の壁が脆くなり破れて脳内に出血を起こします。出血部分の脳が破壊され、さらに出血の塊（血腫）で周囲の脳が圧迫を受け脳障害症状が急激に出現します。出血はえてして重要な機能を司る脳部位に生じることが多く、運動麻痺、言語障害、意識障害などの重篤な症状が生じます。出血量が多いと、頭蓋内圧が上昇し広範囲の脳にダメージが波及し命に関わります。

治療は出血量と状態により決定

出血の量・部位により、脳障害や意識障害の有無・程度が左右され、これらの状況を踏まえ治療方針が決定されます。

血腫量が多く状態が重篤な場合は、救命目的で頭を開け（開頭手術といいます）血腫除去を行います。

血腫量が中程度以下で、血腫が周囲の脳を圧迫し症状が出ている場合には、圧迫を解除するために頭蓋骨に小さな孔を開けて血腫を除去します。血腫に向けて細い金属管を挿入し血腫を吸い取ります（定位的血腫除去術といいます）。内視鏡を併用して内部を観察しながら行うこともあります。

開頭血腫除去術

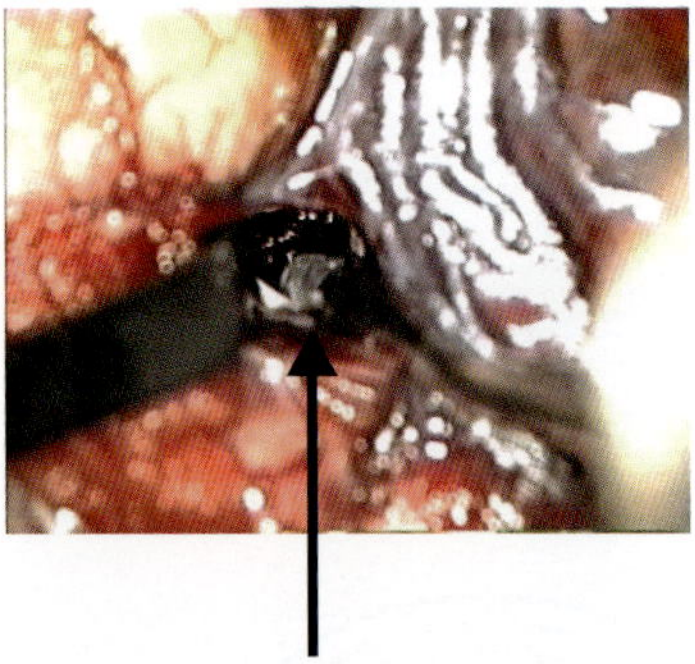

頭蓋骨を大きく開けて脳表を分けて直接血腫に到達する

定位的血腫除去術

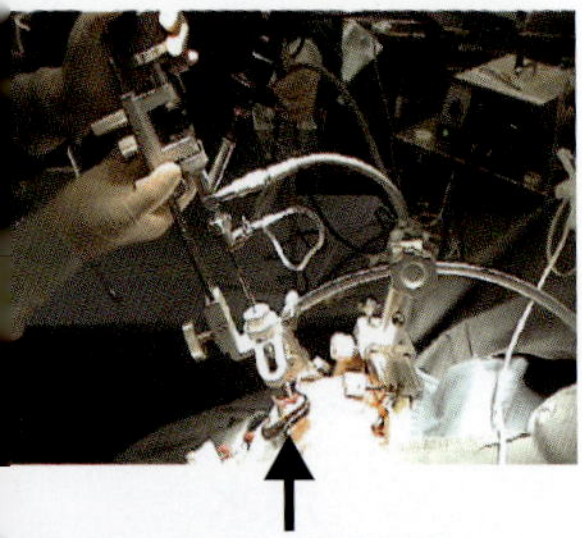

頭蓋骨に孔を１つ開け細い金属管を血腫まで挿入する

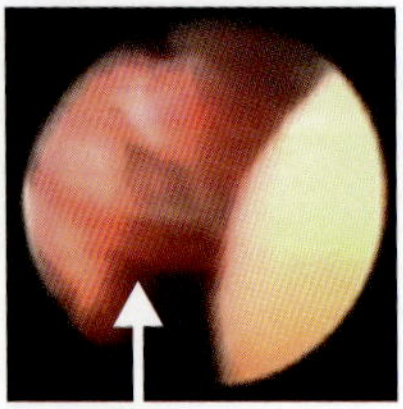

血腫を内視鏡で観察しながら除去する

原因は高血圧症

細い動脈の壁を脆くさせる最も重要な原因は高血圧症です。細い動脈の薄い壁は高血圧による影響を受けやすく、長期間の高血圧で壁がさらに薄く脆くなると最終的には破れて出血が生じます。高血圧症の他に、食事のタンパク質不足、過量飲酒、喫煙などが加わると動脈壁の脆弱化が加速することから、中年以降の男性に多く発生する病気です。

脳内出血の出血原因

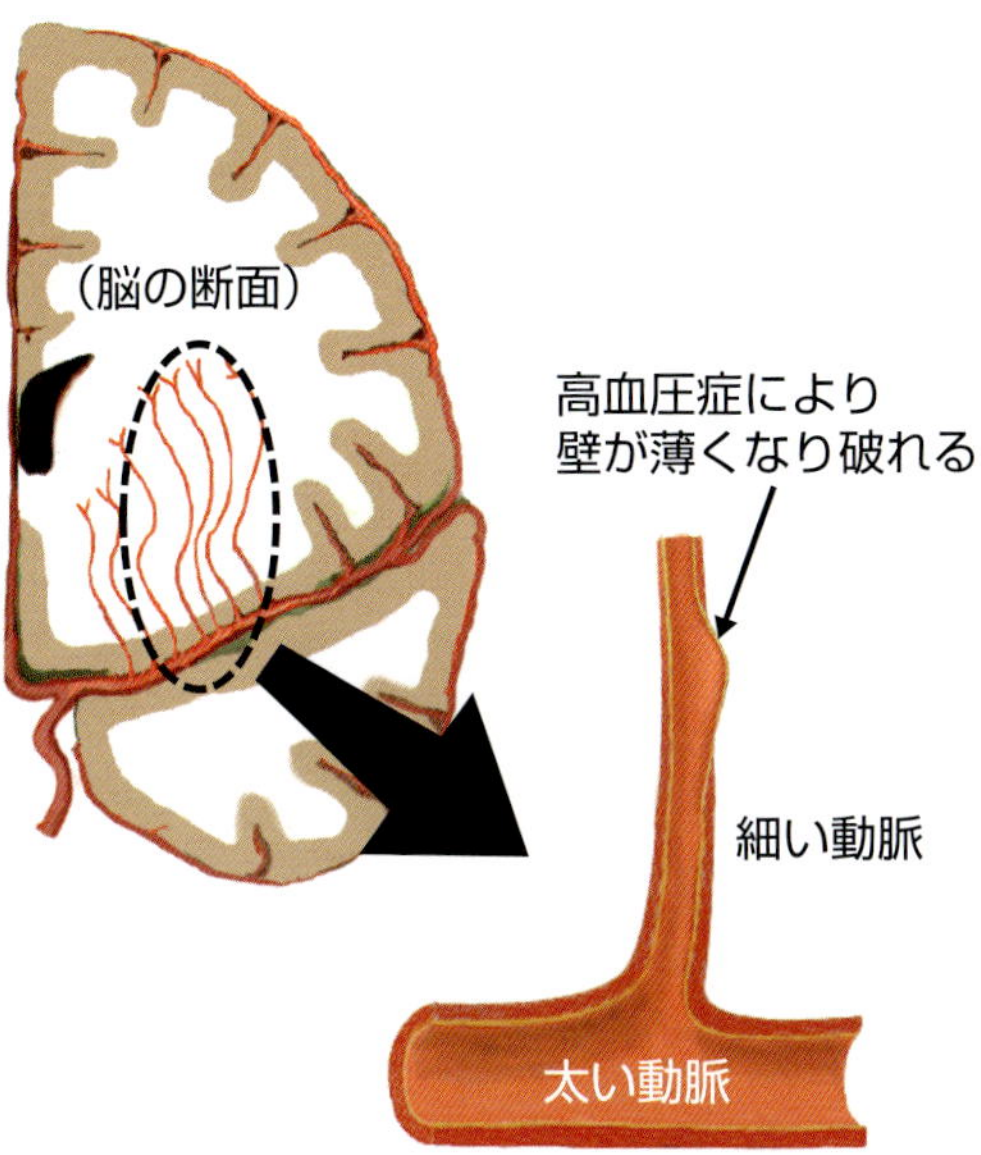

塩分過量摂取による高血圧症とタンパク質不足の人が多かった一昔前の青森県では、極めて頻度の高い疾患でした。現在、多少減少はしましたが、出血性脳卒中のなかでは依然として最多です。

たった100mlの出血で人生が終了

この病気に倒れた歴史上の人物としては上杉謙信が有名です。津軽と似た風土の越後で、塩辛い食物と酒が好物であった彼は、高血圧症とタンパク質不足という危険因子を持っていたと考えられます。天正六年、描かせていた自画像が完成した日、「四十九年一睡夢《いっすいのゆめ》」の言葉を残し倒れました。信長に対抗すべく立ち上がろうとした矢先の非業の最期でした。脳内出血は高血圧症を持つ中年男性に多いことから、謙信ならずともたった100mlの出血で志半ばで人生を棒に振ることになります。

しかし、その予防は極めて簡単、高血圧症の管理に尽きます。

くも膜下出血

脳表面を包み込むように出血

脳動脈瘤の破裂により生じる

くも膜下出血とは、脳の表面を包み込むように出血が広がる状態で、脳動脈瘤の破裂が主な原因です。脳動脈瘤とは脳の表面を走る太い動脈の壁が、まるで餅がふくらむように膨隆した状態です。ふくれた餅がしまいに破れてしまうのと同様に、動脈瘤も膨隆するに従い壁が薄くなり破裂を起こします。太い動脈からの出血なので、急激に多量の出血が生じます。前ページで述べた脳内出血が中小河川からの洪水とすれば、くも膜下出血は太い河川の氾濫と同じです。

突然の頭痛で発症

脳表面の痛みを感じる組織が出血で急に刺激されるために、突然の激しい頭痛が起こるのが特徴です。出血量が多いと、頭蓋内圧が著しく上昇し意識障害を伴い即死することも少なくはありません。約3〜5割の人がその場で息を引き取るとも考えられています。脳卒中全体の1割未満とアタリの中で最も少ないですが、最も怖い疾患でもあります。

脳動脈瘤の処理が急性期治療の第一歩

くも膜下出血の発症後、最も怖いことは再出血です。動脈瘤に穴があいて出血しますが、その穴は血栓が付いて塞がり血が止まります。これはほんの数分以内の出来事で、その間に止血されなければ即死状態になります。

止血されても、穴に付いた血栓がはがれれば容易に再出血が起こり、再出血の度に5割近くの人が致命的な状態になります。そこで、くも膜下出血の治療の第一歩は脳動脈瘤を処理して再出血を防ぐことです。方法には二つあります。

一つは開頭手術です。頭を開け、動脈瘤に到達して動脈瘤の根元をクリップという器具でつまみ血流が動脈瘤に入り込まないようにします。

もう一つは、血管内治療です。カテーテルという細いチューブを、足の付け根の大腿動脈に入れて、X線で確認しながら、脳動脈瘤に到達させます。このカテーテルを通して、コイルという柔らかいバネのような器材を動脈瘤内に詰め血流が入らないようにします。

脳動脈瘤ができる過程

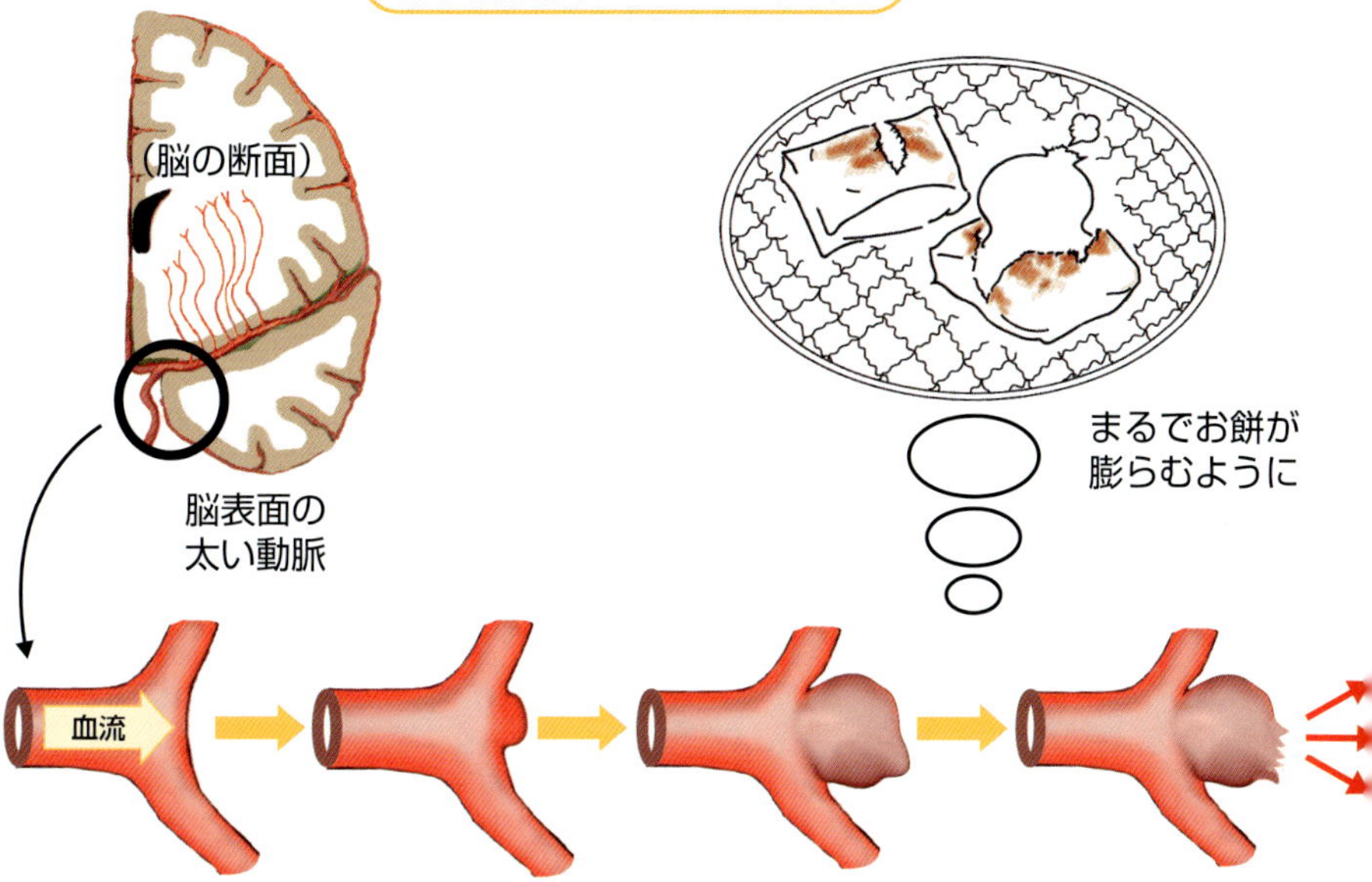

動脈壁に血流が衝突　壁が膨隆し脳動脈瘤に　破裂してくも膜下出血に

開頭手術
（クリッピング術）

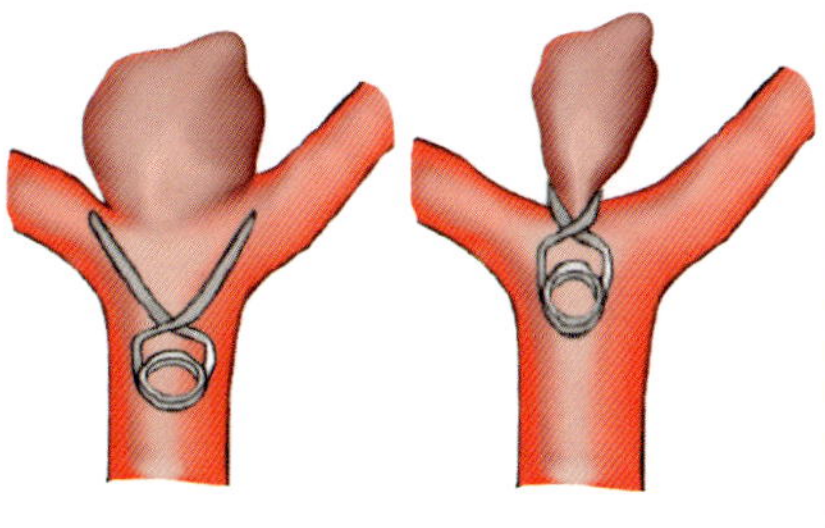

クリップで動脈瘤の頚部を
つまむ

血管内治療
（コイル塞栓術）

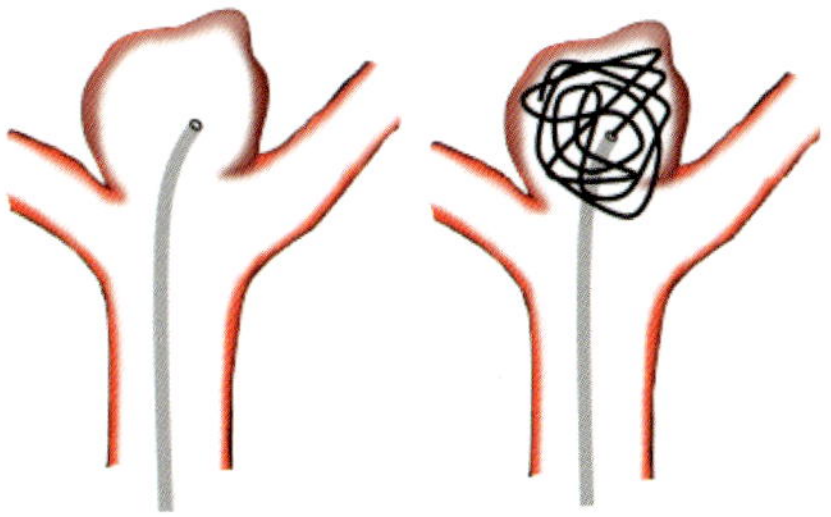

カテーテルを動脈瘤まで進め
カテーテルを通してコイルを
動脈瘤内につめる

脳動脈瘤ができる原因

太い動脈に動脈瘤ができる、つまり動脈の壁が膨らむ原因としては、動脈壁の脆弱化と、内側からの圧力の増大が関与します。動脈壁の脆弱化には喫煙が影響し、また内側からの圧力の増大には高血圧症が関係します。河川の堤防が脆くなるとともに川の流れが増大して堤防が浸食されるのと同様です。

喫煙、高血圧症のいずれかを有する人は、そうでない人に比べて約3倍くも膜下出血になりやすいとされています。両方を有する場合は9倍以上の確率になります。私たちが調査したところでは、くも膜下出血の45％が高血圧症、40％が喫煙者でした。発生率は人口10万人あたり年間20～30人と多くはありませんが、高血圧症と喫煙者が多い青森県では発生率も高めです。

ただし、脳卒中の中で、くも膜下出血だけはこうした要因を持たない人でも発症する可能性がある病気です。つまり生まれつき動脈の壁が弱い人では動脈瘤ができてしまうことがあります。二親等以内の家族でくも膜下出血にかかった方がいる場合、数倍以上の確率でくも膜下出血になりやすく、特に女性ではこの体質が遺伝しやすいと考えられています。また閉経後には動脈壁の脆弱化が進み発生率が上昇します。したがって、くも膜下出血は中年以上の女性に好発し、男女比も1対2で女性に多い病気です。男性より女性が長寿ですので、高齢化の進む今後、発症数が増大すると考えられています。

脳動脈瘤の手術は爆弾処理と同じで、術中に破裂が生じると患者さんにも悪影響が及びますが、脳神経外科医も寿命が縮まる思いがします（ひと昔前のデータでは、脳神経外科医の寿命は全医師の中で最も短いそうです）。くも膜下出血の原因の脳動脈瘤は40歳以上では約5％の人が持っているとされ、そのうち年間1％で破裂が起こり、くも膜下出血になります。危険因子の管理は重要ですが、それのみでは予防できない疾患であり、後述するように脳ドックなどの検診が意義をもつことになります。そして将来的には破裂前に薬で治療できるようになることが夢とされています。そうなれば、脳神経外科医の寿命も少しは延びるかも知れません。

脳動脈瘤ができる原因

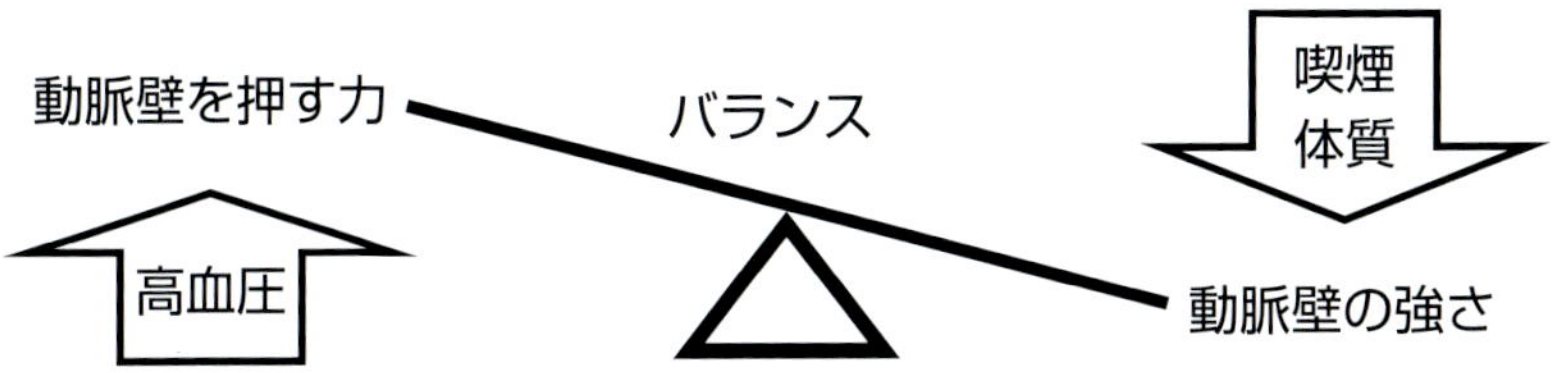

動脈の壁の強さと壁を押す力の均衡が破れると壁が膨らみ動脈瘤となる。高血圧があると壁を押す力が増大し、喫煙や体質的なことで壁の強さは弱まりバランスが崩れる。

くも膜下出血の性別年齢別発生率

（人口10万人当たりの年間患者数）

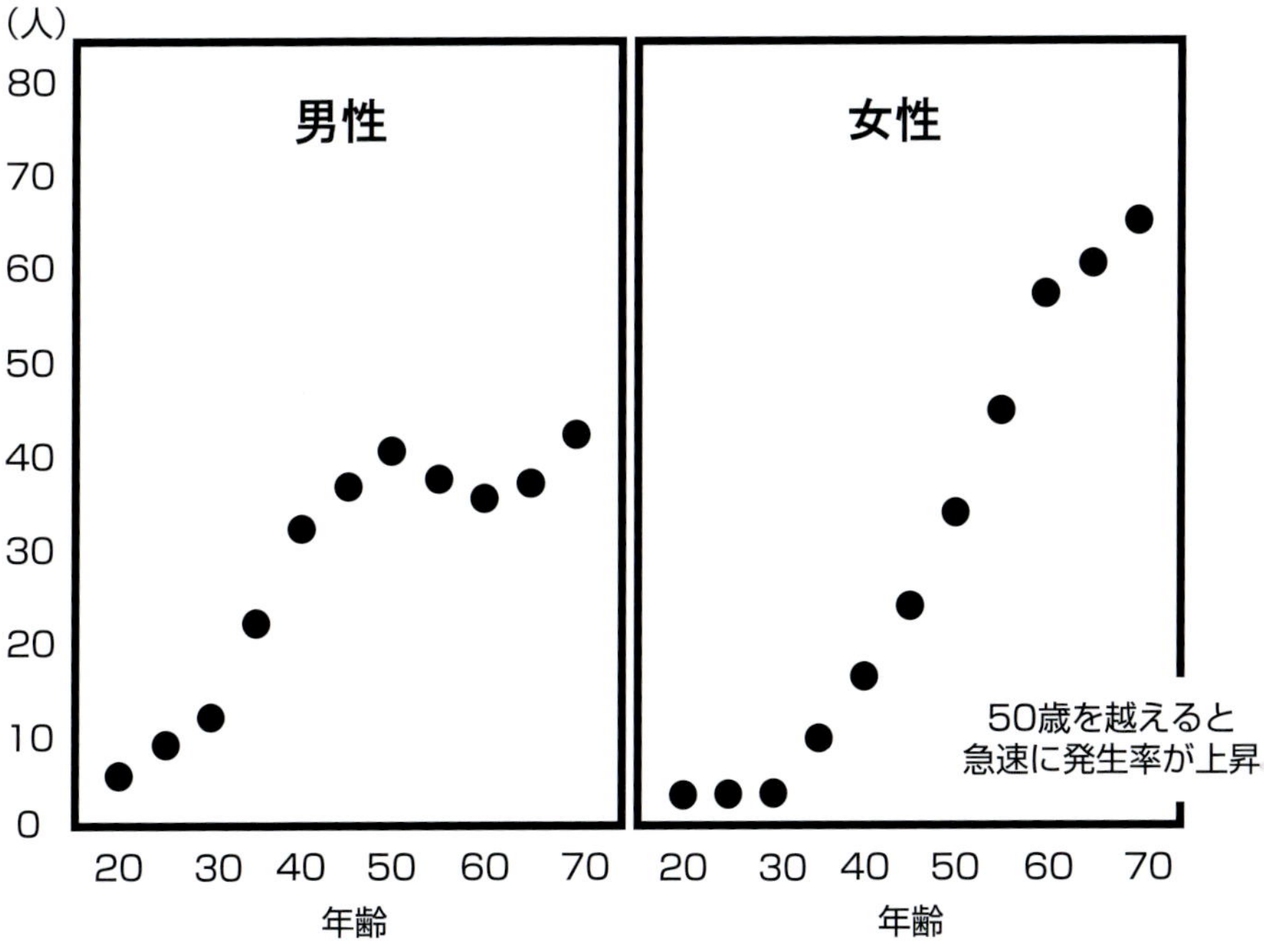

（Ohkuma H. Stroke 2002; 33: 195-199のデータをもとに作成）

その他の脳卒中

頻度は少ないものの多くの疾患があります

ここまでに脳卒中を虚血性と出血性に大別し、それらに含まれる計5疾患に関して解説しました。

これら5疾患を取り上げた意義は、

・5疾患で脳卒中全体の90%以上を占める
・予防が可能である

という点です。

ただし、当然これで全てではありません。この他にも頻度は少ないものの多数の病気が存在します。その中で、代表的なものを説明します。

原因が確定できていないものが多く、予防は困難です。しかし、気になる症状があった場合にはこうした疾患を念頭に置いて医師に相談して下さい。

動脈解離

動脈の壁は内膜、中膜、外膜の三層構造となっています。現代の住居の壁が1枚の板ではなく、何層構造かになっているのと同様です。このうちいずれかの層で剥がれてしまう状態を動脈解離と呼びます。椎骨動脈に起こることが多く、動脈が剥がれた時に後頸部や後頭部に痛みを感じ、その後に虚血ないしは出血による症状を起こしてきます。

剥がれて内腔が狭くなる場合は虚血症状を起こします。めまい、悪心・嘔吐、半身の感覚障害（特に温度や痛みの感覚が鈍くなる）などを自覚します。一方外側で剥がれた場合は薄い外膜が破れてくも膜下出血を起こします。症状は動脈瘤によるくも膜下出血と同じです。病態により、外科的治療、血管内治療、内科的治療のいずれかを施します。

原因は不明のことが多いのですが、椎骨動脈が頸椎の中を走っているので、カイロプラクティックやゴルフなどによる頸部の過度の動きが原因となることがあります。

動脈解離の2型

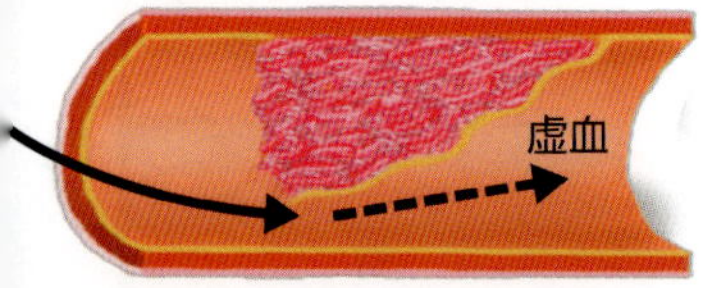

内腔が狭くなると虚血が生じる

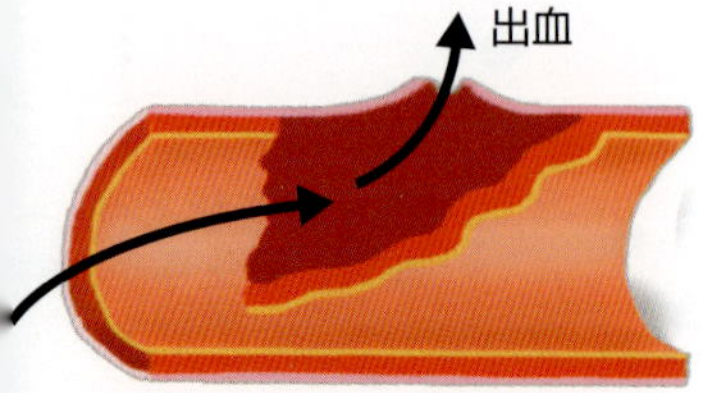

外膜のみとなり壁が薄くなると
破れてくも膜下出血を起こす

脳動静脈奇形

血管は心臓から血液を運ぶ動脈と、心臓へ血液を戻す静脈で構成されます。動脈は順次細くなり毛細血管となり組織に栄養を渡します。その後、細い静脈となり次第に合わさり太い静脈となります。動静脈奇形とは、こうした枝分かれ構造がなく、太い動脈と太い静脈が異常な血管の塊により結ばれた状態です。

異常な血管の塊が破れることにより脳内出血を起こすことが多く、時にけいれん発作で発症することもあります。原因は先天的なものであり、比較的若年者でも発症します。

治療は、血管内治療、外科的治療、放射線治療を適宜組み合わせて行います。

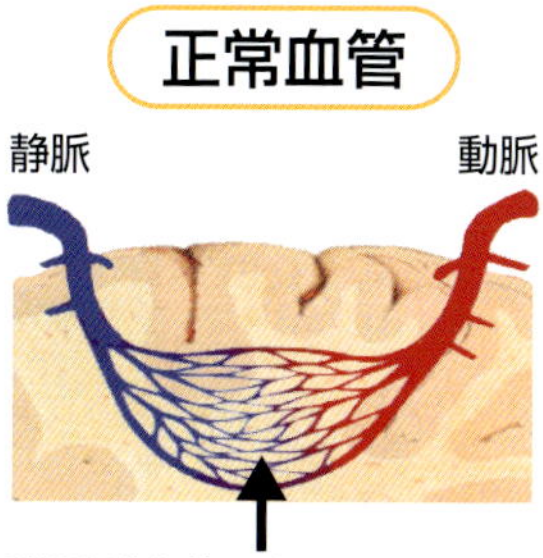

動脈が次第に細くなり毛細血管となる。毛細血管は合流し次第に太い静脈になる。

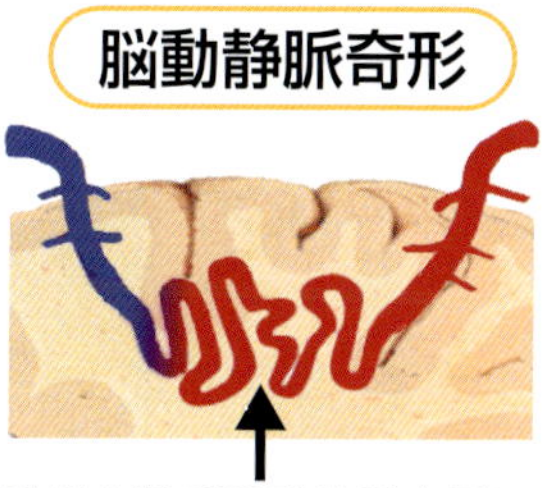

動脈と静脈は動静脈奇形により連結される。

もやもや病

太い動脈の複数部位が、原因不明に徐々に狭窄する病気です。この変化が幼少期から生じます。太い動脈の狭窄による血流低下を補うために、本来は脇道である細い動脈が複数発達します。血管撮影を行うと、この血管群がタバコの煙がくゆるように「もやもや」と見えることから命名されました。

子供では一過性脳虚血発作で発症します。特に熱い麺類をすすりながら食したり、大泣きしたり、楽器類を吹いたりなどの過換気時に症状が出現することが特徴です。過換気で血液中の二酸化炭素が低下し、発達したもやもや血管が収縮して血流が低下するためです。この段階で適切な治療（血行再建術などの外科治療）を行わないと、知能低下などをきたしてしまいます。小児脳卒中の半数を占めると言われ、早期発見、早期治療が必要です。疑われたら脳神経外科を受診して下さい。

小児期を無症状または気づかれずに過ごし成人になることもあります。成人で発症する場合は、もやもや血管が脆いために破れて脳内出血を起こすことが多いです。

アミロイド血管症

脳の細い動脈の壁に「アミロイド」という老廃物がたまり、動脈壁が脆くなり破れて脳内出血を起こします。アミロイドが沈着する理由は明確には分かっていませんが、高齢になるにつれ増加しますので一種の加齢現象ともいえます。したがって社会の高齢化に伴い発症数が増えています。将来アミロイドが沈着するメカニズムが解明されたなら、予防が可能になると考えられます。

ちなみにアルツハイマー病という認知症をきたす有名な病気がありますが、これは脳細胞にアミロイドが沈着することが原因の一つとなっています。

慢性硬膜下血腫

硬膜下という脳表のスペースの一つに、じわじわと出血がたまり脳を圧迫する病気です。外傷をきっかけとして血がたまり始めることが多く、脳卒中と言うよりは頭部外傷の一種です。脳が萎縮しやすい高齢者に多い病気のため、近年増加傾向にあります。外傷と言っても、軽い打撲程度の外傷が原因となることが多く、また外傷の既往が不明なことも少なくありません。

外傷後数週間から数ヶ月経過して、脳の圧迫により歩行障害、手足の麻痺、認知症などが出現します。局所麻酔で頭蓋骨に小さな孔を一つ開け、血を吸い出すことで治療が可能です。

特に青森県では、冬の雪路での高齢者の転倒が原因となることが多く見受けられます。お年寄りが転倒後しばらく経って症状が出てきた場合は要注意です。早目に脳神経外科を受診して下さい。

慢性硬膜下血腫のCT

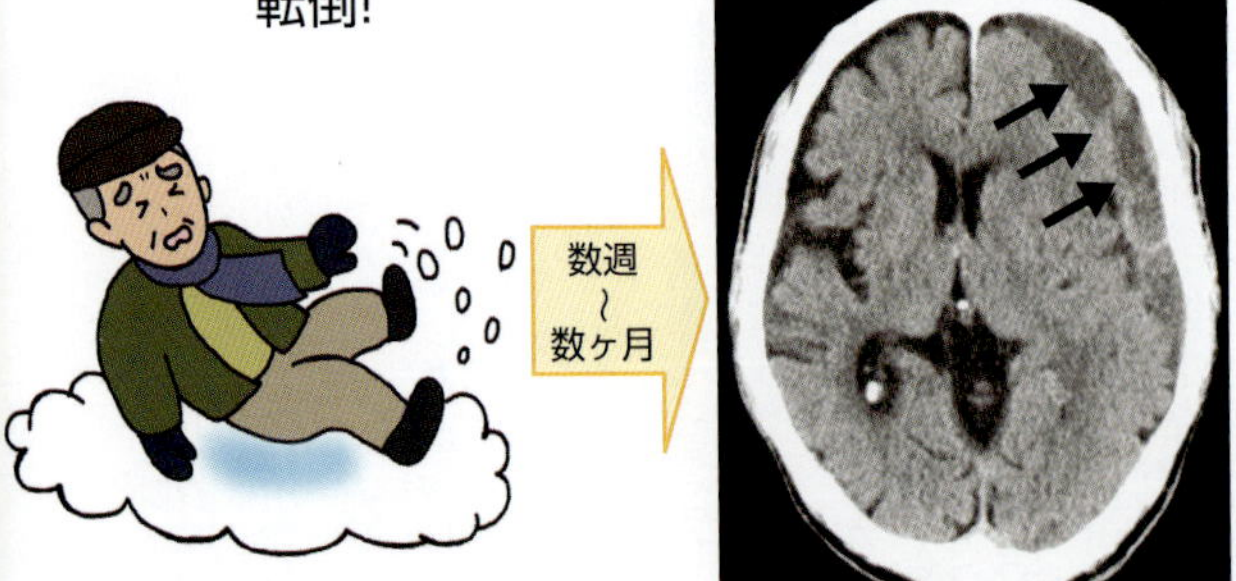

脳の表面に貯まった血腫
（矢印）

コラム

「アタリ」の語源

「アタリ」の語源はというと、突然倒れたり半身不随になったりする様が、まるで目に見えぬ矢が「当たった」かのようであることからつけられた、という説がありますが確かな裏付けはありません。実は「アタリ」は青森県特有の方言ではありません。各地の脳卒中医に聞いたところ、その分布は北奥羽３県と山形・宮城県北部という東北地方の広範囲に及んでいました。藩を越えた拡がりを持つことは、「アタリ」の起源が江戸時代より古いことを示しています。

「アタリ」の分布

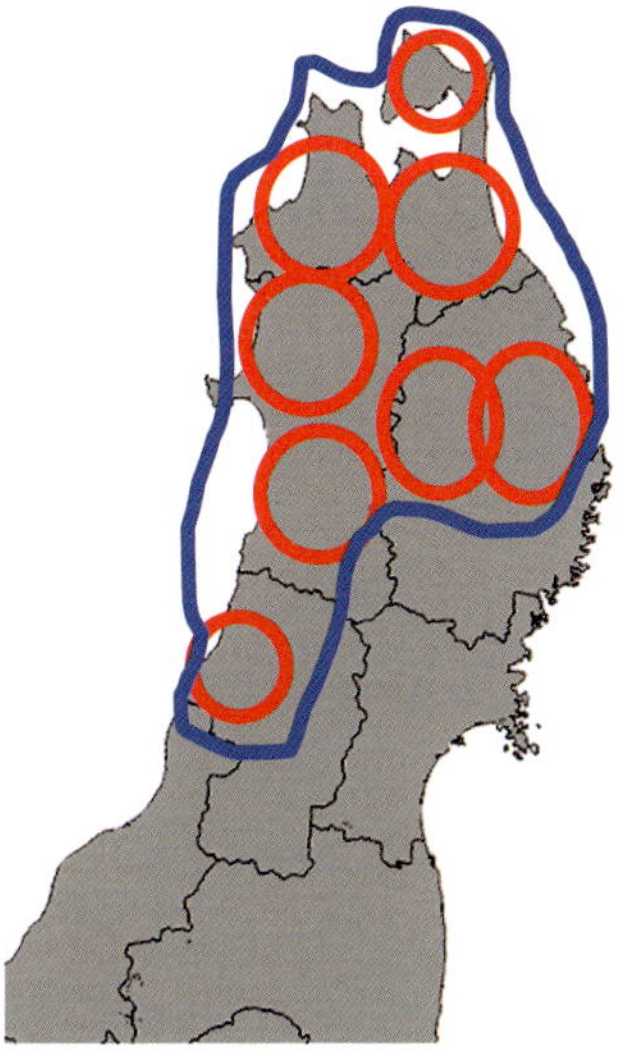

赤丸はアタリを使用していることが確認できた地域。これらを囲ったのが青線。

古代の日本では他の文化同様、医学も中国からの輸入でした。紀元前三百年、中国最古の医学書「黄帝《こうてい》内経《だいけい》」に既に脳血管障害に関する記載がみられます。さらに、今から二千年前の中国・後漢の時代の医学書「金匱要略《きんきようりゃく》」には極めて詳細な記述がなされています。病気の原因が体外に在るという考え方（外因説）に基づき、「邪《よこしま》な風に中《あた》り卒然と昏倒し半身不遂になる」疾患と位置付けられ記されています。

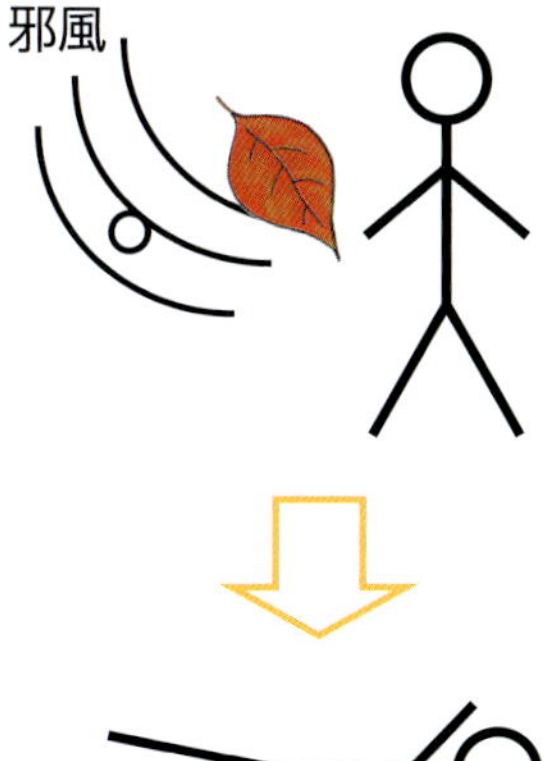

症状に関しても詳細な記述があり、重不勝（運動障害のこと）、不識人（意識障害のこと）、肌膚不仁（感覚障害のこと）、舌即難言（言語障害のこと）などを呈することが示されています。これが日本に入り「中風」という言葉の語源になったと思われます。

そして、さらに下り宋時代（日本の鎌倉時代）には病気の原因を体内に求める内因説が主流となり、脳血管障害も「内《うち》なる邪《よこしま》な気持の変化（怒、憂、愁など）に中《あた》り発症する」と考えられ、日本の「中気」という言葉のもとになったと思われます。「中風」は関西地方で、「中気」は関東を中心に昭和中頃まで脳卒中を表す言葉として広く使われていました。

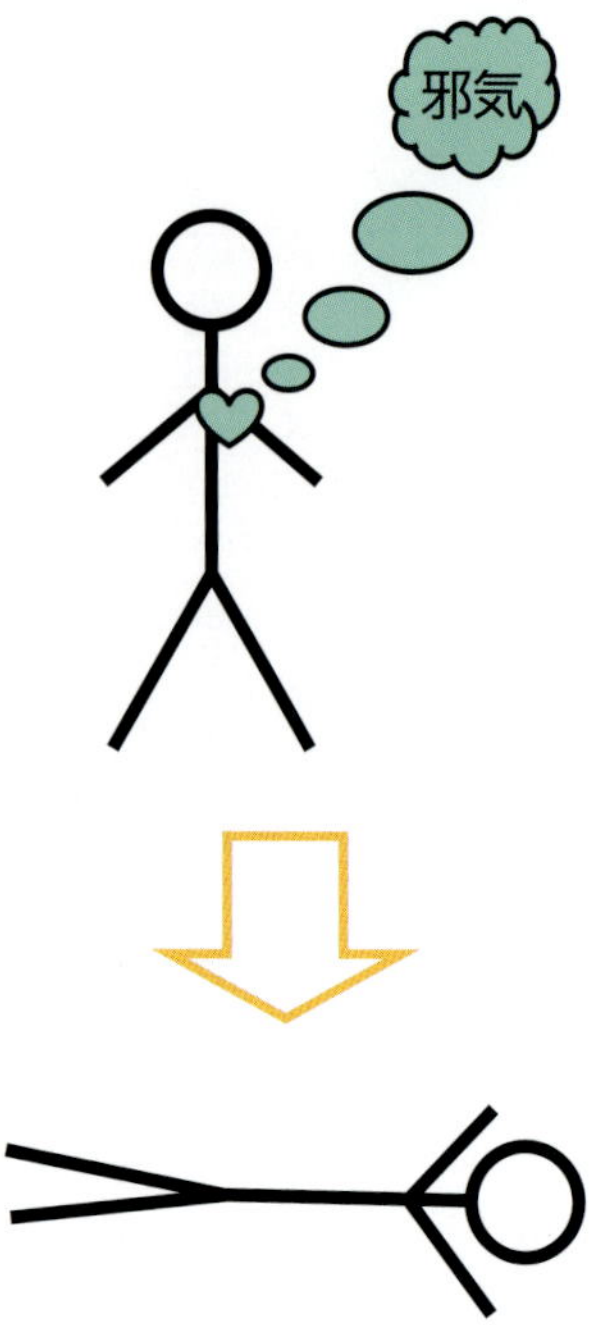

もうお気付きのように「中《あた》り」という表現が一貫して使われています。中国のさまざまな表現が日本各地に普及するなか、北東北では「中《あた》り」が根付き「アタリ」の源になったのであろうと思われます。

「中る」は「当たる」と異字ではあるものの同義ですから、やはり目に見えない矢に射抜かれ発症するというイメージが込められてきたようにも思われます。

　脳卒中の原因が不明であった時代には、原因を風や気持ちに求めたわけですが、その原因が明確になった現代、原因を絶つことで予防が可能になりました。ぜひ第二章を精読し、矢を防ぎアタリならぬハズレにして下さい。

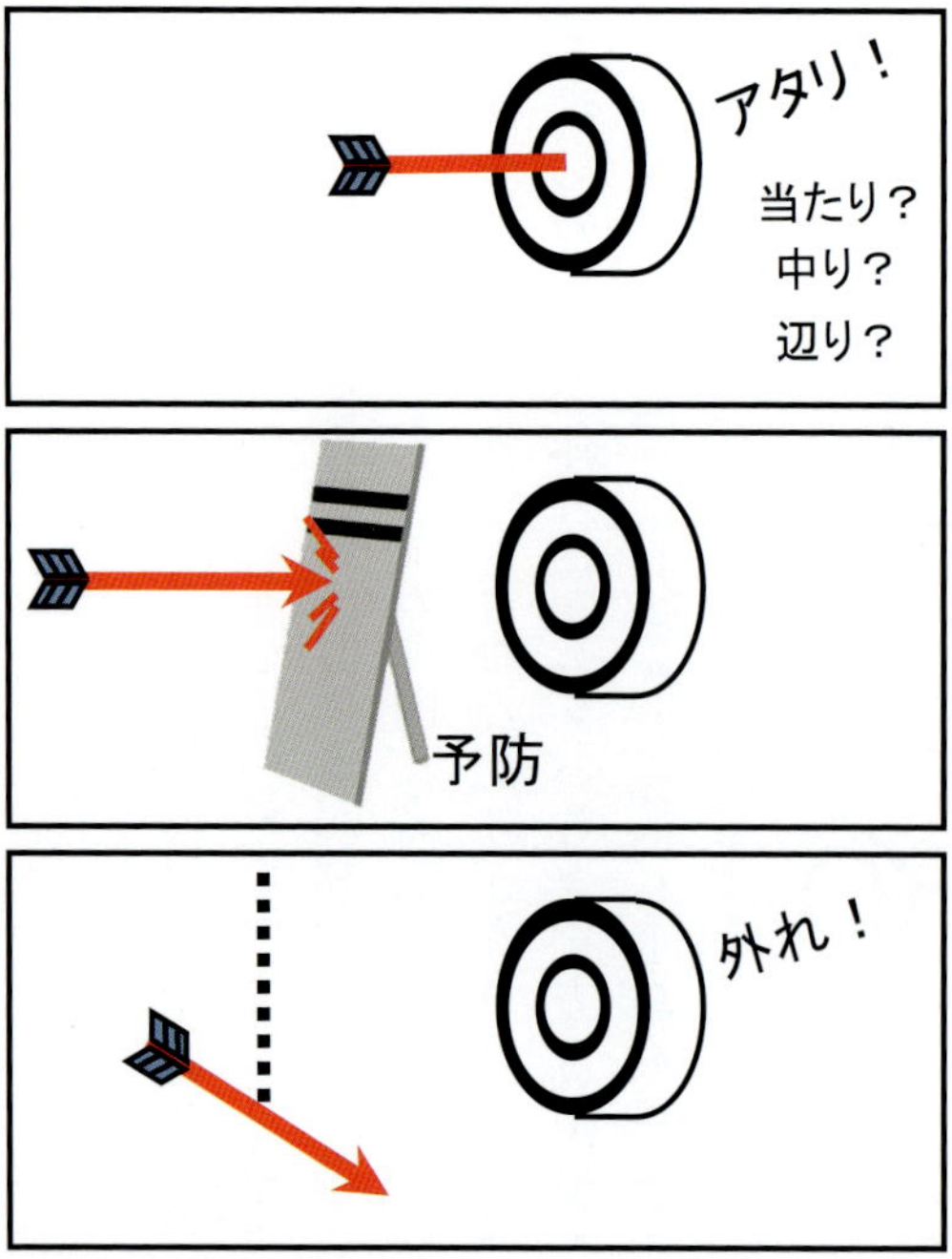

この章では脳卒中の予防について詳細に説明します。この本の中核です。よく理解して、日常生活に活かして下さい。それにより脳卒中の危険性はゼロに近くなります。

高血圧症が最も重要なので、高血圧症に多くのページを割いています。

第二章

脳卒中の予防

危険因子の管理（一次予防）

一次予防とは
高血圧症
糖尿病
脂質異常症（高脂血症）
肥満とメタボリックシンドローム
飲酒
喫煙
運動不足、ストレス、睡眠不足、不整脈

一次予防とは

危険因子が脳卒中の原因

ここからが本書の本題である「アタリ」の予防についてです。これまで脳卒中の主要5疾患に関して説明してきました。ここで、どうしてこうした疾患にかかるのか、その原因をもう一度思い浮かべて下さい。この原因を「危険因子」と呼びます。つまり「疾患にかかる危険を増大する因子」の略です。主要5疾患の主な危険因子を図に示します。

危険因子の管理が重要　一次予防とも言う

予防の第一歩は何と言っても危険因子の管理、つまり危険因子を持たないことです。これが最も強力な予防法であり、一次予防とも呼ばれます。

危険因子を全く持たない人がアタる危険性は極めて小さく、歩道を歩いていて交通事故に遭遇するようなもので言わば偶然です。逆に、危険因子を保有する人がアタるのは必然であり、交通量の多い車道に飛び出るようなものです。

危険因子のほとんどは、長い間の悪い生活習慣の積み重ねで形成されます。高血圧症、肥満、糖尿病、高脂血症、運動不足、喫煙、心臓病などが該当します。青森県ではいずれの危険因子の保有率も全国で上位であり、国体であれば総合優勝は確実でしょう。これが青森県を脳卒中の多発地帯とさせている元凶です。

こうした危険因子が健康に良くないことは多くの人が認識していると思います。一方で、こうした危険因子がなぜ悪さをするのか、あるいは危険因子を管理する明確な方策などに関しては正確な知識を持たない人が意外に多いように思われます。それは、これら危険因子を持っていてもすぐには重大な問題に直結しないこと、また危険因子を持っているだけでは普段の生活の妨げにはならないことが原因になっているようです。しかし、これら危険因子はじわじわと体をむしばみ、最後には「アタリ」を引き起こし、もうその時は手遅れです。

危険因子を避ける方法または管理の仕方を順次説明します。

脳卒中の疾患別主要危険因子

〔上が疾患
下が危険因子〕

アテローム血栓性脳梗塞	心原性脳塞栓症	ラクナ梗塞	脳内出血	くも膜下出血
高血圧症 糖尿病 脂質異常症 肥満 喫煙	心房細動 （高血圧症） （糖尿病）	高血圧症	高血圧症	高血圧症 喫煙

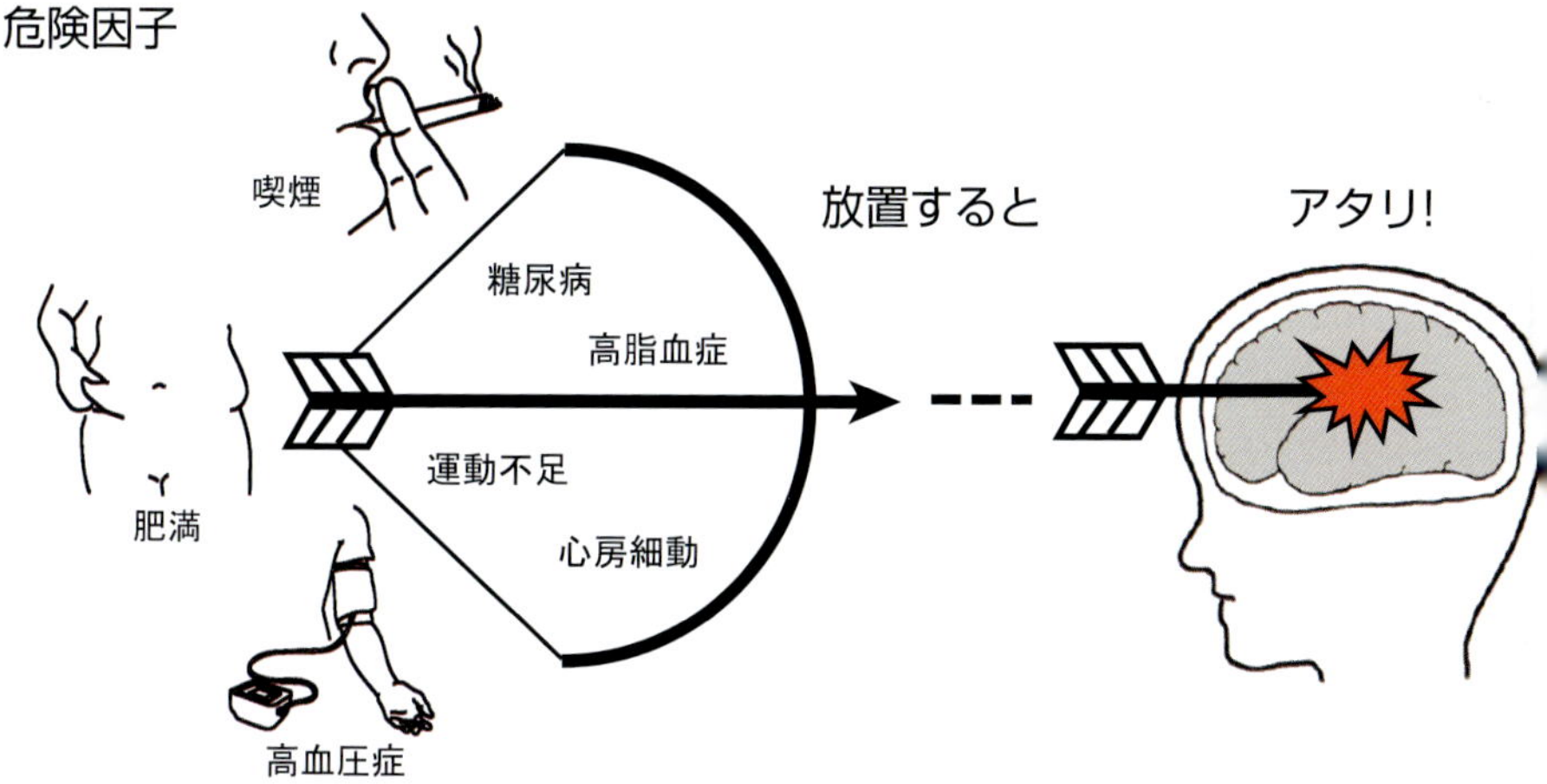

脳卒中に関係する悪い生活習慣と危険因子 青森県の全国都道府県順位

（10万人当たりの患者数による比較）

高血圧症患者数（厚生労働省統計）	糖尿病死亡率（厚生労働省統計）	喫煙率（国立がん研究センター統計）	飲酒率（厚生労働省統計）	肥満者率（厚生労働省統計）	高脂血症患者数（厚生労働省統計）
7位（平成21年）	1位（平成27年）	男性：1位 女性：2位 （平成25年）	1位（平成22年）	男性：4位 女性：2位 （平成22年）	10位（平成21年）

高血圧症

①高血圧症とは

高血圧症は危険因子の王様

高血圧症はほぼ全てのアタリに関係している危険因子であり、危険因子の王様と言えます。青森県で脳卒中が多い最大の理由は、高血圧症の保有率が全国有数だからです。どうして高血圧症の人が多いかというと、これから説明するように高血圧症の原因となる食塩の消費量や肥満、運動不足の人の割合が全国の都道府県でトップクラスだからです。

特に本態性高血圧症が脳卒中に関与

高血圧症は原因により大きく二つに分類されます。何か特殊な病気を持ち、それにより引き起こされる二次性高血圧症と、特殊な原因はないものの長年の好ましくない生活習慣の積み重ねでなってしまう本態性高血圧症の二つです。二次性高血圧症はその原因の病気を治すことが重要です。脳卒中に関与するのは圧倒的に本態性高血圧症です。

サイレントキラーとも呼ばれる

血液は心臓の拍動により動脈に押し出され、このとき、血流が動脈の壁を押す圧力が血圧です。これが上昇した状態が高血圧で、高血圧が慢性的になり動脈の変化などをきたした状態が高血圧症です。「症」が付くということは、病気であることを意味しますが、高血圧症になっても自分で気がつく症状が出ることはまれです。そこが高血圧症の怖い点であり、静かに進行し血管をむしばみ最後はアタリなどの重篤な疾患を引き起こします。そのためサイレントキラー（静かなる殺人者）とも呼ばれます。

どうして高血圧症になるのか

中年になって高血圧症に至る第一段階は、心臓から押し出される血液量（循環血液量）が増大することです。塩分を摂り過ぎると、血液中に入った塩分を薄めるために水分も血液中に入り循環血液量が増えます。また、肥満になると体の体積が増えるので、すみずみまで血液を行き渡らせるために循環血液量が増加します。循環血流量の増加によって上がり始めた血圧が慢性的になると、これに抵抗するために動脈の壁が硬くなります。初期の動脈硬化です。更年期になり、心臓の働きや動脈の緊張に関係する自律神経やホルモンのバランスが崩れることも、動脈の硬さが増すことに加担します。

動脈壁が柔軟であれば心臓から血液が押し出されたとき、血管が拡張し血流が壁を押す圧力が緩和され血圧の過大な上昇は妨げられます。しかし、動脈硬化が始まると、この拡張が不十分となり血流の動脈壁を押す力が和らげられずに血圧はさらに上昇していきます。そしてまた動脈硬化が促進されます。この繰り返しで高血圧症が進行・完成します。

高血圧症になるメカニズム

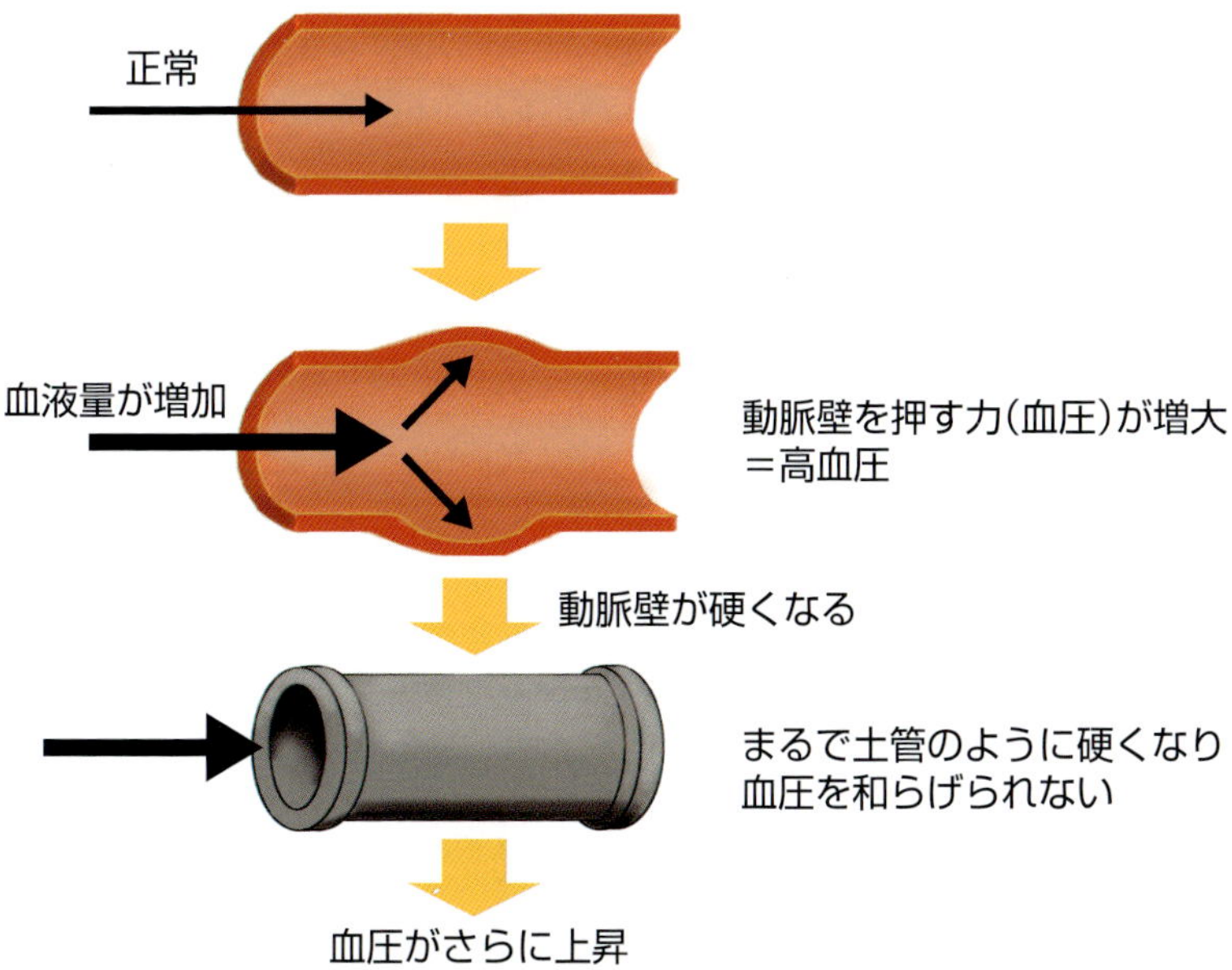
正常
血液量が増加
動脈壁を押す力(血圧)が増大
＝高血圧
動脈壁が硬くなる
まるで土管のように硬くなり
血圧を和らげられない
血圧がさらに上昇

高血圧症

②高血圧症にならないために

前ページで示したような理由で、中年になると多くの人が高血圧症にかかりやすくなります。これを予防するためには、中年にさしかかったら、少しの努力を10年～20年続けることです。

・減塩
・減量（適正体重）
・定期的な運動
・適正な食事

が基本になります。ここでは特に減塩について説明します。他は糖尿病のページ以降（P44～）で説明します。

青森県民は塩分過剰摂取

塩分を多く摂ると水分の体内取り込みも増え、循環血液量が増加し血圧が上昇します。厚生労働省によるナトリウム（食塩相当量）の目標量は2015年から男性8.0g/日未満、女性7.0g/日未満となりました。青森県を含む北東北では依然として食塩摂取量が多く、青森県民の一日食塩摂取量は男性13・0g、女性10・9g（平成22年データ）と以前よりは減少傾向ですがまだまだ過剰です。

味覚の好みは子供の頃からの慣れにより形成されます。したがって濃い味になれてしまった舌には、減塩は簡単そうに思えてなかなか辛いものです。

「食べた気がしない！」
「味がしない！」

不平不満の声も良く聞きます。

減塩達成のこつ

少しずつの減塩から始める：いきなり極端な減塩を目指しても、味の違いが大きすぎて挫折します。「わずかに薄味」から始めることがポイントです。これは家計の節約と同じ。月の出費を一度に5割減らそうとしても難しい。しかし、月に5％の節約ならば可能でしょう。

少しの間辛抱する：その「わずかに薄味」を一定期間続けることです。初めは少し違和感があっても、数週間続ければ慣れます。慣れたらまたわずかに減らして数週間。これを繰り返して、数ヶ月～半年経てば目標値達成です。

塩分多量の好物を避ける：家計の節約では、普段の少しずつの節約とともに、遊興費など臨時の無駄な大出費を抑えることも大切です。減塩も同様で、塩分を多量に含む食べ物が好きな方はその回数と量を減らしましょう。例えば、ラーメンを食べる時はスープを極力残す（スープ中塩分量４g）、カップ麺は食べない（１食中塩分量６～７g）、味噌汁は１日１杯未満（１杯中塩分量２g）、塩辛（小皿で塩分２g）・辛口塩鮭（１切れで塩分５g）・たらこ（１腹で塩分３g）などは遠ざける等々です。

ラーメンは減塩の敵？

人口当たりのラーメン店舗数は、青森県は全国でも上位です。またカップ麺／インスタント麺の消費量は第一位という統計があります。スープを残せ、と言えば、

「スープが美味いんだ！」

と反論を受けること必至。

津軽地区をみても、スープの味が濃い店ほど繁盛しているようです。決してラーメン業界を敵に回すつもりはありませんが、せめて、回数を減らせれば……。

塩分摂取の現状
（平成22年　国民健康・栄養調査／厚生労働省統計）

	男　性	女　性
全国平均	11.8g	10.1g
青森県	13.0g	10.9g

減塩目標値

	男　性	女　性
厚生労働省による目標値	8g	7g
日本高血圧学会による目標値	6g	
世界保健機関（WHO）による目標値	5g	

高血圧症 ③自宅測定の重要性

仮面高血圧症に注意

予防のために努力を続けても、血圧が正常かどうかを確認しなくては努力が無駄になります。高血圧症の怖い点は、容易に症状を示さないために、定期的な血圧測定を心がけないと早期の発見ができないことです。

血圧測定に関する注意としては、病院で昼間だけ測定していても高血圧症かどうかは判定できないことが挙げられます。このことが最近の医療でも注目され「仮面高血圧症」と呼ばれています。高血圧症が仮面をかぶり容易に正体をみせないことからのネーミングです。

医院・病院での測定だけでは不十分

正常の人でも血圧は時間とともに変動しています。日中は肉体的・精神的活動の程度により上下していますが、夜間になると次第に下がり就寝中は低値が持続します。朝が近づくに従い、活動するための準備として自律神経が次第に緊張し血圧が上がりはじめ、スムーズに目を覚ますことができます。

しかし、早朝の自律神経の興奮が過度に生じてしまうと、起床時の血圧が非常に高くなります。また夜間に血圧があまり下がらず就寝後も高い血圧が持続する場合もあります。特に早朝型の高血圧症は脳卒中の発症に深く関係していることが判明しています。こうした早朝型、夜間型の高血圧症は日中の測定だけでは捉えることができず、自宅での血圧測定が不可欠です。

したがって、病院に来て測定する血圧だけを信じてはいけません。その値があなたの真の血圧を示しているとは限らないからです。

白衣高血圧もある

一方、仮面高血圧症の逆の状態もあります。家庭血圧は正常なのに、病院の計測では高めな場合を白衣高血圧といいます。白衣の医師、看護師を見て緊張して血圧が上がるケースを指しています。これは異常ではなく高血圧症ではありません。

仮面高血圧症

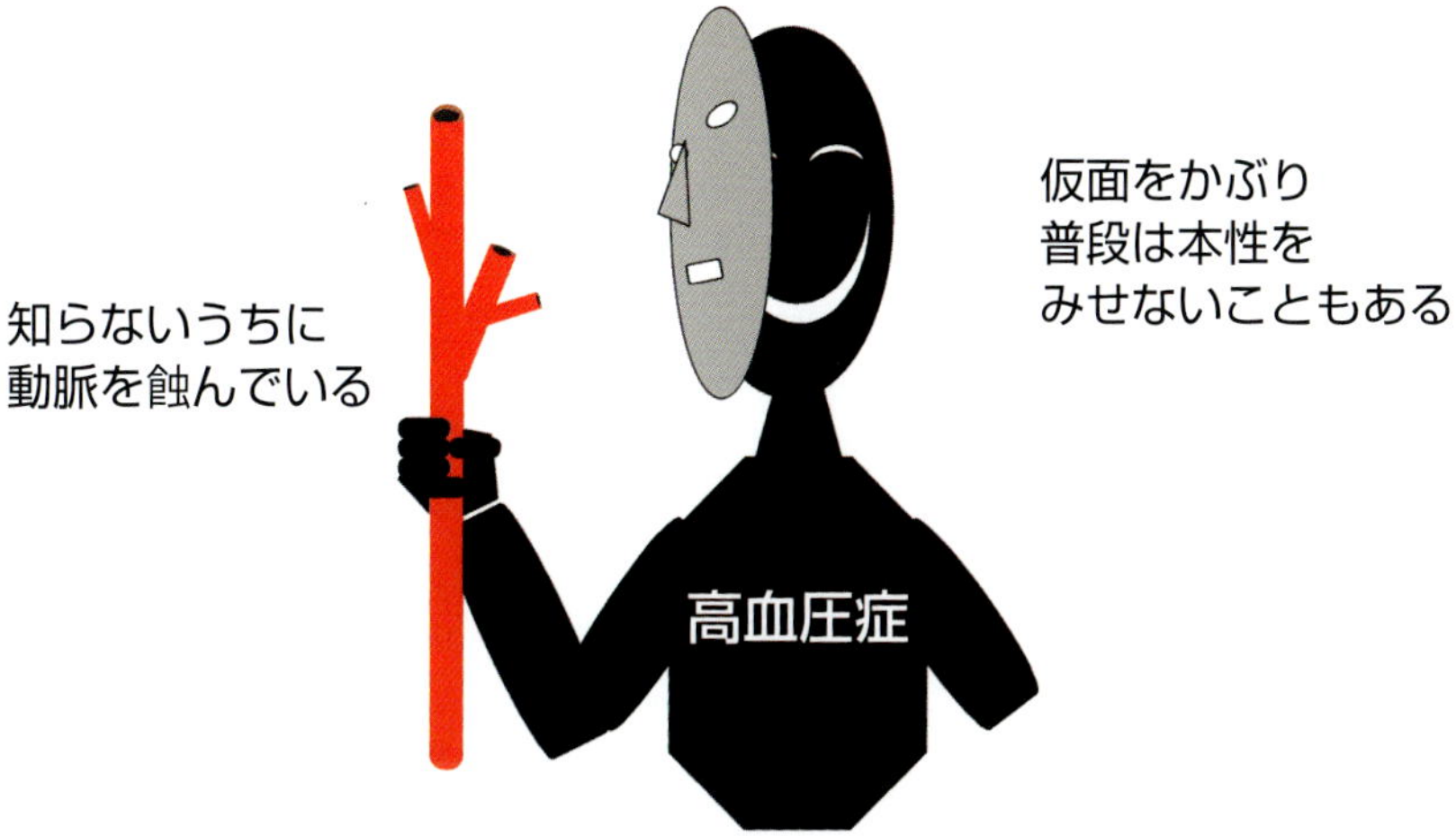

時刻による高血圧症のパターン

正常

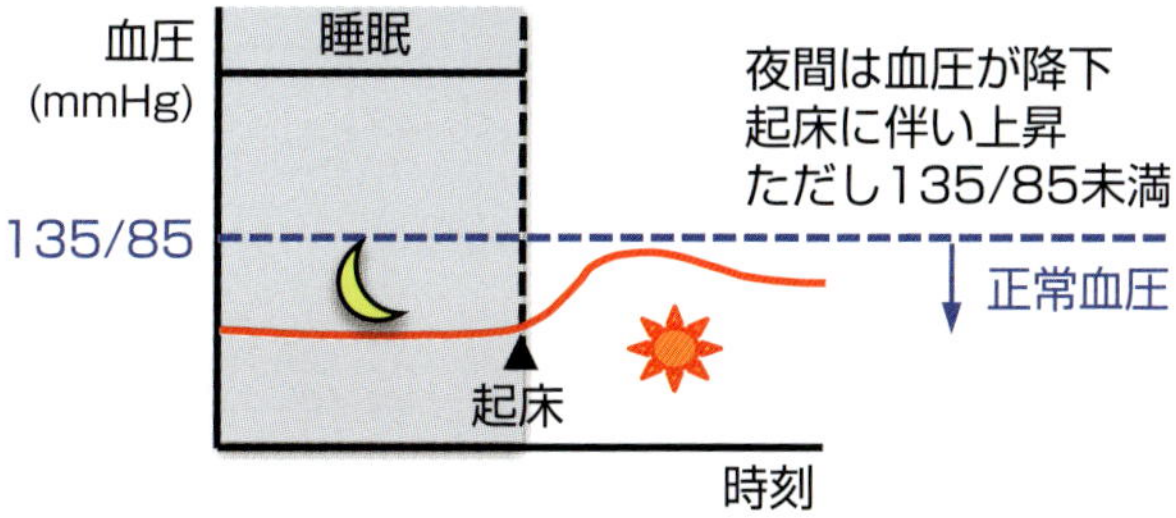

早朝高血圧

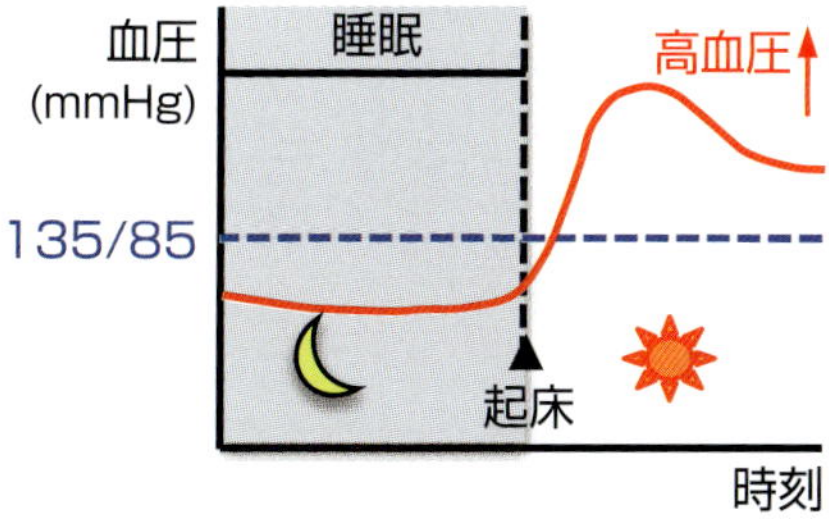

起床時に血圧が急上昇

夜間高血圧

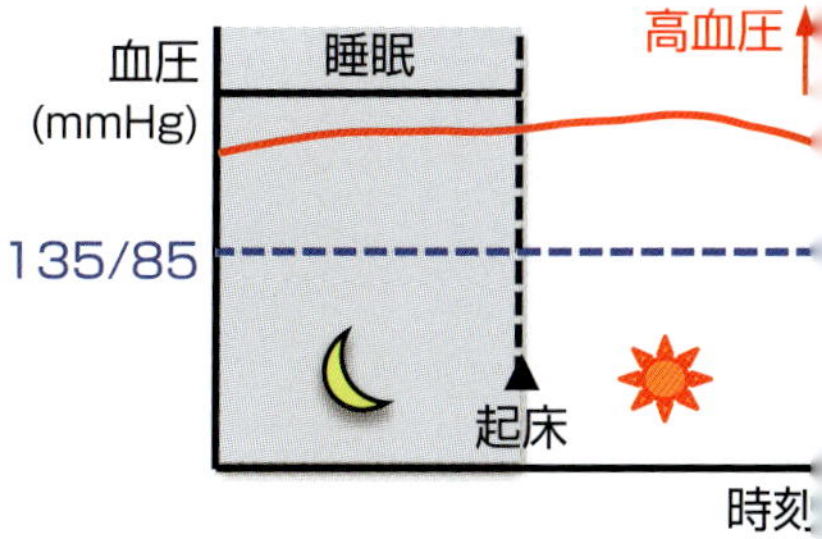

夜間も血圧が下がらず
起床時も高い

高血圧症

④測定のポイントと異常値

起床時と就寝前の測定が基本

自宅測定のポイントは毎日同じ時間帯に測定する習慣をつけることです。特に朝の測定が大切で、起床1時間以内、排尿後、朝食前、椅子に腰掛け数分間安静にしてから測定して下さい。夜の測定は寝る直前が目安です。これにより早朝型、夜間型高血圧症の仮面を剥がし正体を見極めることができます。もちろん、可能であれば日中の測定も行って下さい。ただし、日中だと、身体的活動や精神的緊張で容易に血圧は上下しますので、数分の安静の後に計測して下さい。

ダイアリー型手帳を1つ用意し、数値を記入しましょう。2回測定して平均を記入します。血圧測定器は今はドラッグストア、家電量販店、デパート、インターネットなどで容易に購入できます。価格も数千円から揃っていて、日本製であればどのような金額、機種でも精度に問題はないようです。前腕で測定するタイプと上腕で測定するタイプがありますが、どちらかというと上腕タイプが推奨されています。

家庭血圧値をもとにして判断

家庭血圧を毎日付けたら、5日間の平均を計算しましょう。135／85mmHg以上であれば、高血圧症と判定されます。家庭血圧が困難な方であれば、診察室血圧で140／90mmHg以上で高血圧症です。ただし、後期高齢者、糖尿病、腎臓病を持っている方は左図の目標値を参照下さい。降圧目標値イコール正常値、つまり、これを越えると異常値と考えて下さい。

どうしてこの数値が基準なのか？ それは、これ以上の数値だと、脳卒中などの罹患率が増えることが医学的に証明されているからです。

異常値であったら

異常値であったらどうするか？ すぐに治療を行うのか？ 様子を見るのか？ それは、その血圧値の状態で、どの程度問題が発生するリスクが高いかを判断し対応を考えることになります。

家庭血圧の測定

起床1時間以内

就寝前

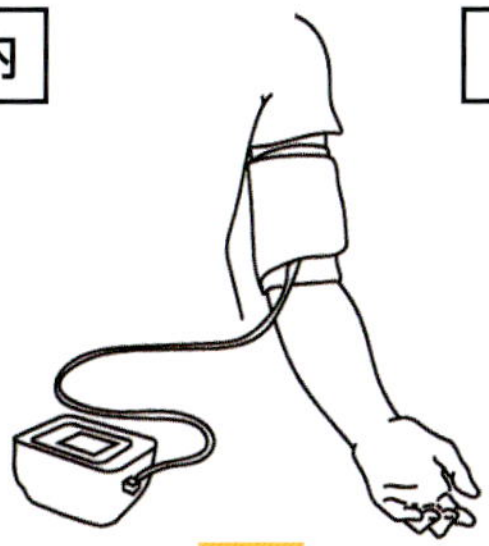

2回測定し平均値を手帳に記入

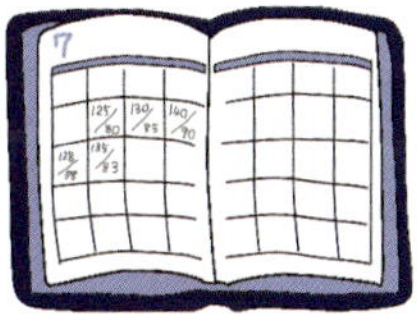

5日間の平均値が135/85mmHg以上であれば高血圧症

降圧目標値

	診察室血圧	家庭血圧
若年、中年、前期高齢者	140/90mmHg未満	135/85mmHg未満
後期高齢者	150/90mmHg未満 (140/90mmHg未満)	145/85mmHg未満 (135/85mmHg未満)
糖尿病	130/80mmHg未満	125/75mmHg未満
慢性腎臓病	130/80mmHg未満	125/75mmHg未満
脳血管障害・冠動脈疾患	140/90mmHg未満	135/85mmHg未満

後期高齢者の()内の数値は、そこまで下げても具合が
悪くならない場合の目標値

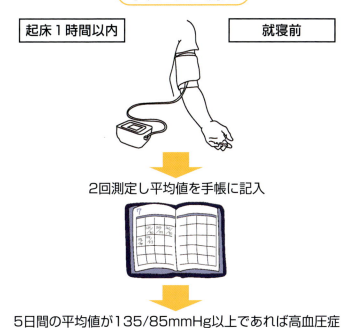

高血圧症　⑤異常値の時の対応と治療の目標値

異常値の場合の対応

高血圧症のリスクの高低は、他の危険因子を持っているか、血圧がどの程度高いかの二点をもとに判定します。他の危険因子には、喫煙、脂質異常症、肥満、メタボリックシンドローム、糖尿病、高齢、脳・心臓・腎臓等の臓器障害などが含まれます。高血圧の程度は、診察室測定値をもとに三段階に分かれます。

〈他の危険因子を持たない場合〉

Ⅰ度高血圧（低リスク）：３ヶ月以内の生活習慣修正で正常にならない場合は降圧剤治療

Ⅱ度高血圧（中等リスク）：１ヶ月以内の生活習慣修正で正常にならない場合は降圧剤治療

Ⅲ度高血圧（高リスク）：直ちに降圧剤治療

〈他の危険因子を持つ場合〉

ほとんどの場合、高リスクとして直ちに降圧剤治療となります。

詳細が知りたい方は左の図を参照下さい。降圧剤が必要かどうかは、これを参考に医師と相談して決めることになります。

降圧目標

降圧剤治療を始めたら、ただ薬を飲んでいればよい、という漫然とした気持ではいけません。前ページの目標値を頭に置いて家庭測定による数値で確認して下さい。目標値に至らなければ、医師に申し出て薬剤の増量、種類の増加などを考慮してもらって下さい。後期高齢者でやや高めの設定なのは、大幅な降圧で、ふらつきなどが生じて生活の質が低下する可能性があるためです。

降圧剤を服用していても、高血圧症に関わる生活習慣の修正は当然続けなくてはいけません。

いつまで内服を続けるか

一度飲み始めたら一生飲まなくてはならないと思い、それが理由で服用をためらう方もいるようです。薬を服用して一定期間正常血圧が続けば、硬くなった動脈が元のように柔らかくなります。そうなれば薬を止めても正常血圧が維持されることも少なくありません。ただし、最低数年間はきちんと服用する必要はありますし、薬中止の判断は医師に委ねて下さい。

高血圧患者のリスク評価

	Ⅰ度高血圧 140～159/ 90～99mmHg	Ⅱ度高血圧 160～179/ 100～109mmHg	Ⅲ度高血圧 180/ 110mmHg以上
危険因子なし	低リスク	中等リスク	高リスク
糖尿病以外の危険因子あり等	中等リスク	高リスク	高リスク
糖尿病、臓器障害、心血管病のいずれかがある等	高リスク	高リスク	高リスク

リスク別の治療方針

低リスク群
→ 3ヶ月以内の生活習慣修正で140/90mmHg以上なら降圧薬治療

中等リスク群
→ 1ヶ月以内の生活習慣修正で140/90mmHg以上なら降圧薬治療

高リスク群
→ 直ちに降圧薬治療

生活習慣修正には、減塩、減量、運動、節酒、禁煙、野菜・果物や魚の積極的摂取、コレステロールや飽和脂肪酸の摂取を控えることなどが含まれます。

ただし、重篤な腎障害を伴う場合やカロリー制限が必要な場合は、野菜・果物の摂取は医師の指導のもとに行って下さい。

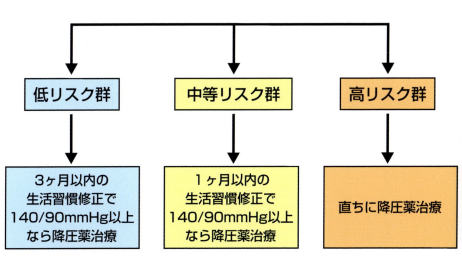

高血圧症

⑥高血圧症にまつわる誤解の数々

さまざまな誤解が流布している

市民講座や外来での質問で多いものを列記します。これまでに説明した事と重複するものもあります。

血圧は医院・病院で測るのが正しい：病院だからといって特殊な精度の高い血圧計があるわけではありません。今は家庭用血圧計も3千円台から揃っていて、精度も問題ありません。家庭で測定しないと、真の高血圧症であるか否か、その正体は見破れません。

症状が無いから大丈夫：高血圧症の怖い点は、よほど進行しない限り症状がないことです。脳卒中の予防のためには症状が無い段階で発見することが重要です。

血圧を下げると寿命が縮む：大雑把な表現をすると血圧は低い方が寿命は延びます。下げても何ら問題はありません。ただし、ふらつきなどの症状が出るならば下げすぎなので、治療中であれば薬の量を減らしてもらって下さい。

血圧の正常値は１５０mmHg未満：ひと昔前、とある病院で脳神経外科外来の患者さんを対象に行ったアンケートで最も多かった回答です。本当の正常値は病院での測定では１４０／９０mmHg未満です。

薬を飲んでいるから血圧測定はしなくても大丈夫：薬を服用していても降圧が不十分な方は大勢います。私たちが、脳卒中入院患者さんの高血圧症の有無と治療状況を調査したところ、ほとんどの方は高血圧症でしたが、驚くことに、そのうち6割の方は降圧剤の投与を受けている人でした。すなわち、薬を飲んでいても充分に下がっていない人がいかに多いかを示しています。充分な降圧が得られていないならば、薬代はドブに捨てているのと同じです。自宅で測定して目標値になっているかを確認することが重要です。

血圧が下がったら薬は止めても良い：血圧を下げるための薬だから下がったら中断する、という人もよく見かけます。これは危険な判断で、動脈硬化が治らない段階で勝手に止めてしまうとまたすぐに血圧は上がり始めます。

以下はある病院の外来で本当にあった話です。患者さんは女性の後期高齢者でした。

医師「血圧が高いようですよ」
患者「しても、血圧の薬は○○先生のどごからもらってちゃんと飲んでるんだけんど」
医師「薬を飲んでいるだけでなくて、実際血圧が下がっていないとだめなんですよ」
患者「○○先生の薬を飲んでればさっぱどすし、血圧が高くてもなーんも具合の悪いどこだばねけんど」

そして、その病院の外来に来なくなった彼女が再度病院を訪れたのは半年後でありました。それも救急車に乗せられ意識障害と手足の麻痺を呈しての来院でした。診断は高血圧症に起因する脳内出血でした。

本書の読者にこのようなことが起きないことを祈ります。

青森県民がしょっぱいものを好きな理由は?

高血圧症が青森県で高率である主な原因は、塩分摂取過多にあると考えられています。なぜ北国では塩辛いものを嗜好する人が多いのでしょうか。

寒冷地では塩辛いものが欲しくなるから? 冬季の野菜不足を補うため漬け物を常用してきたから? 北国に住み着いた祖先の嗜好の遺伝? どれも説得力に乏しいように思われます。北国は江戸時代まで飢饉にみまわれることが多く、他地域に比べ庶民の暮らしは不安定で貧しいものでした。その頃、食料といえば穀物のみで、その穀物をまともなおかず無しに食べるにはどうしても強い塩味が必要であったと思われます。それが代々伝わり、食習慣として根付いたのではないでしょうか。

そんな時代もはるか昔、おかずに満ちあふれた今日、塩分を控えめにした栄養バランスのとれた食生活が高血圧症予防の第一歩と言えます。

糖尿病

①糖尿病とは

糖尿病とは

血液中には糖分（正式にはブドウ糖）が含まれています。ブドウ糖は組織のエネルギー源になるために、血液中から組織に移動します。この移動を助けるホルモンがインスリンで、膵臓から血液中に分泌されます。糖尿病は血液中のブドウ糖の組織への移動が妨げられて、血液中のブドウ糖が高い値になった状態です。

原因により二つに分かれます。一つは1型糖尿病といって、膵臓のインスリンを産生する細胞が傷害されインスリンが低下する状態で、多くは児童の時に発症します。もう一つは2型糖尿病といい、長年の暴食の果てにかかるもので糖尿病の9割を占めます。脳卒中に関係するのは2型糖尿病です。食べ過ぎで上昇し過ぎた血糖値を下げるために、長年インスリンが働きすぎた結果、インスリンを産生することにもインスリンが効力を発揮することにも疲れ果て麻痺してしまった状態です。

糖尿病が脳卒中の原因になる理由

糖尿病になるとどうして脳卒中になりやすいのでしょうか？　それは血液中のブドウ糖の値（血糖値といいます）が高いと、血管にさまざまな負担がかかりアテローム性動脈硬化になりやすいからです。一つは内皮細胞の損傷です。内皮細胞とは動脈の一番内側をうっすらと覆っている細胞です。血液と接していて、血液の流れが滞らないようにする物質を産生し、一方、血液中の悪い成分から動脈壁を守る働きもしています。この細胞が傷害されるので、血液中の悪い成分が動脈壁に入り込みやすくなります。もう一つは、高血糖により、血液中のコレステロールが変化し、動脈壁に入り込みやすくなるからです。これら二つの原因でアテロームが形成され、進行し虚血性脳卒中を引き起こします。

インスリンの働き

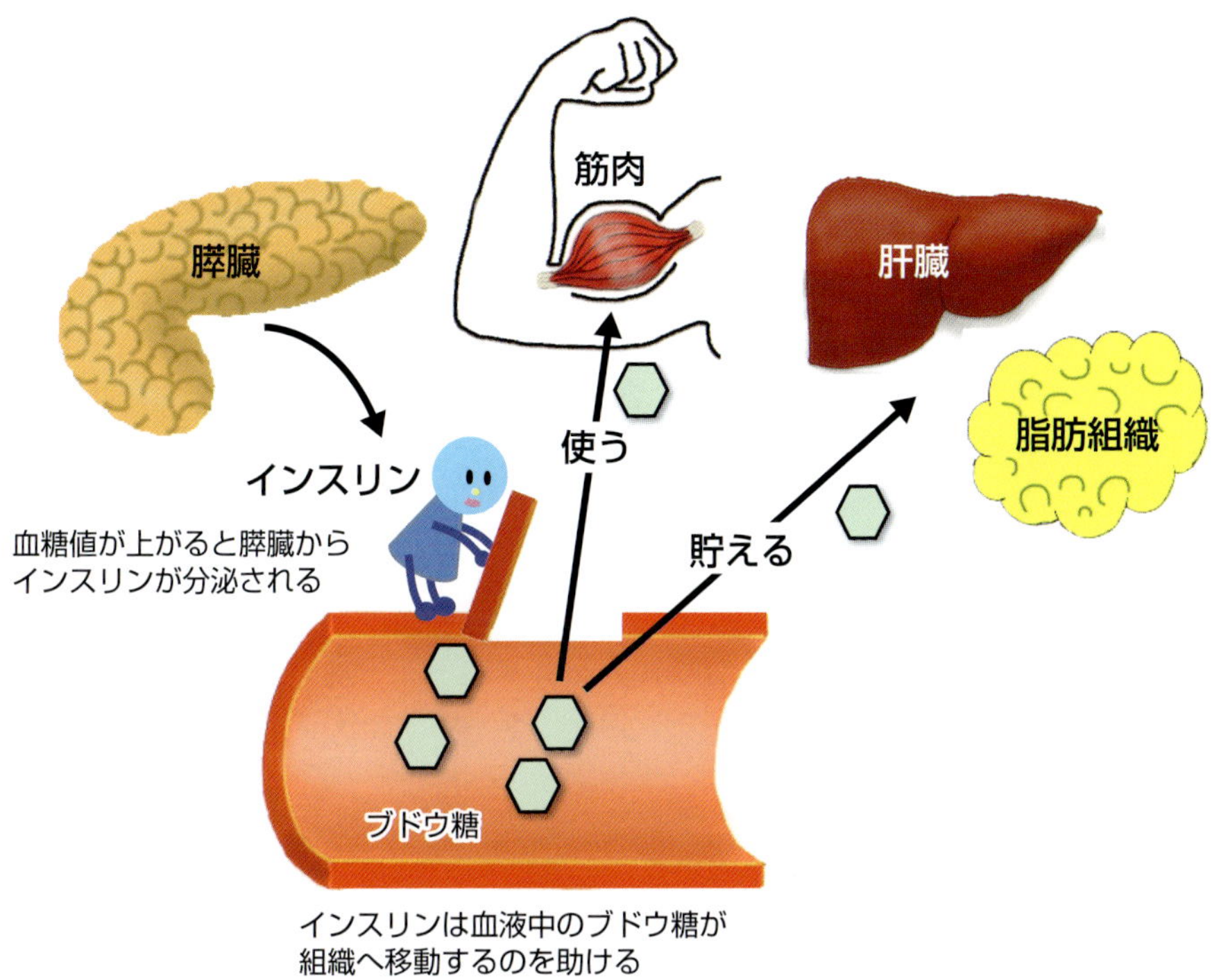

糖尿病が動脈硬化を引き起こす理由

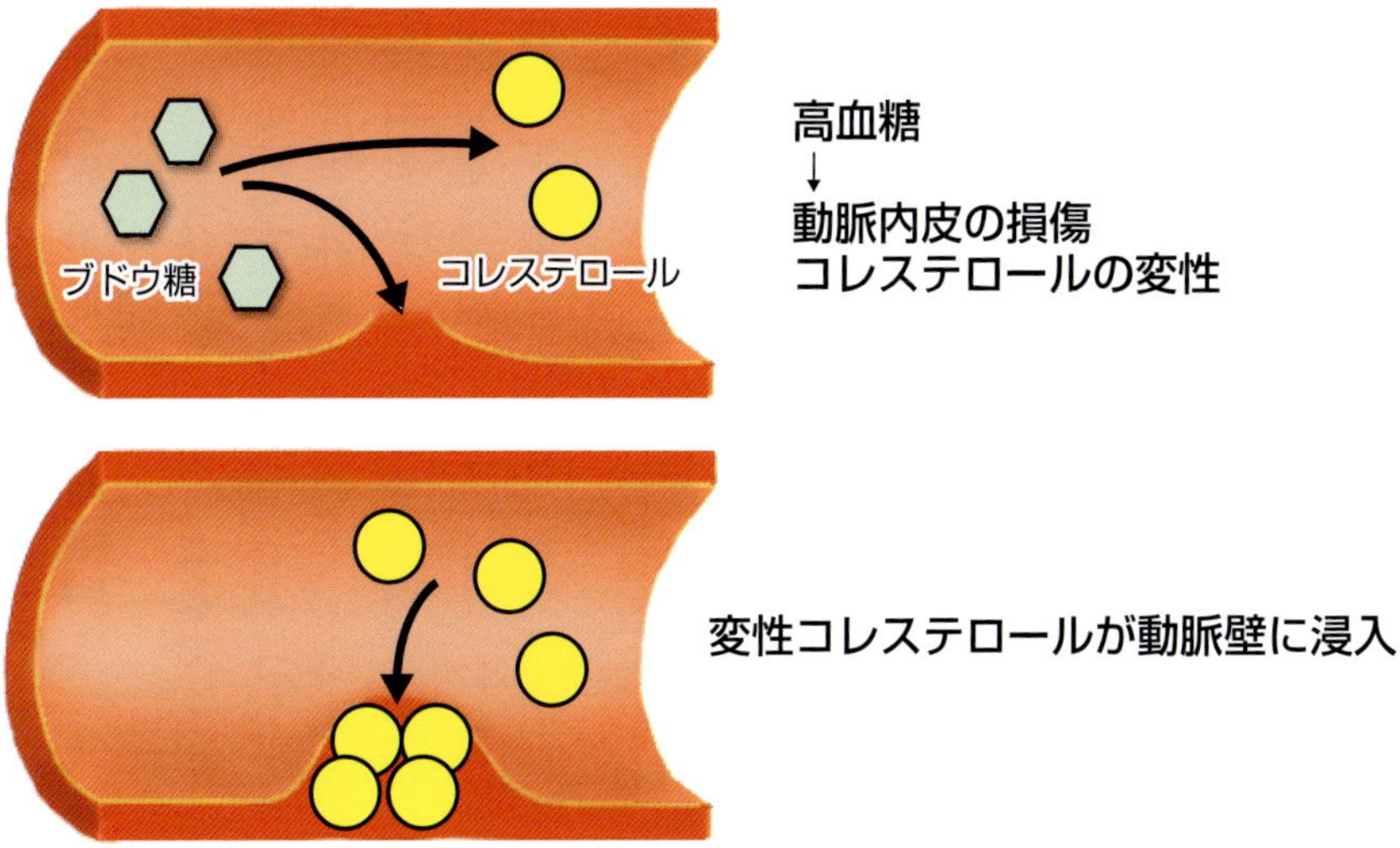

糖尿病　②予防の重要性

予防は単純

予防法は、糖尿病になりやすい食生活（イコール長年の暴食）を考えれば容易に理解できます。

次の①、②、③が食事の三大原則です。

①腹八分：1日の必要エネルギー量未満の食事に。（左図参照）

②栄養のバランス：炭水化物中心は×。血糖値が上がりやすくインスリンが疲弊します。ラーメン・ライスはもってのほか。

③早食い禁止：早食いで血糖値が急上昇し、インスリンが使われすぎて疲弊を招きます。

その他、

・**肥満予防**：肥満ではインスリンの効きが悪くなる。

・**運動**

・**飲み過ぎ禁止**

なども重要です。

「分かっちゃいるけどやめられない！」？　それでもやめてほしいと思います。

糖尿病の怖さは脳卒中だけではない

青森県は糖尿病の有病率も全国で有数ですが、それは炭水化物中心の食生活が原因とされています。

糖尿病の怖い点は脳の動脈だけでなく、全身の血管にダメージを与えることです。つまり、脳卒中だけではなく、次のような病気の原因となります。

・**糖尿病性網膜症**：眼球網膜の血管の障害。失明に至る。

・**糖尿病性腎症**：腎臓の血管が障害され、最後は透析が必要となる。

・**糖尿病性神経障害**：末梢神経に栄養を届ける血管の障害。手足の感覚低下やしびれなどの感覚異常をきたす。

・**心筋梗塞**：心臓に栄養を届ける太い動脈の狭窄や閉塞をきたし、命に関わる。

・**下肢の閉塞性動脈硬化症**：足へ行く太い動脈の狭窄や閉塞を起こす。進展すると下肢の壊疽《えそ》（組織が壊死してしまうこと）に至る。

こうしたさまざまな病気を引き起こし、生活の質を低下させ、命を脅かします。

さらに、前述の高血圧症は一定期間薬を飲むことで治る可能性のある病気ですが、糖尿病は一度かかると、完治することはなく一生つきあわなくてはならない病気でもあります。

これでも「分かっちゃいるけどやめられない！」？

1日の必要エネルギー量

エネルギー摂取量＝標準体重 × 身体活動量

標準体重(kg)＝身長(m)×身長(m)×22

身長170cmの人の標準体重は････1.7×1.7×22＝63.58kg

身体活動量の目安

軽労作（デスクワークが主な人、主婦など）	25〜30kcal/kg
普通の労作（立ち仕事が多い職業）	30〜35kcal/kg
重い労作（力仕事の多い職業）	35〜kcal/kg

糖尿病の合併症

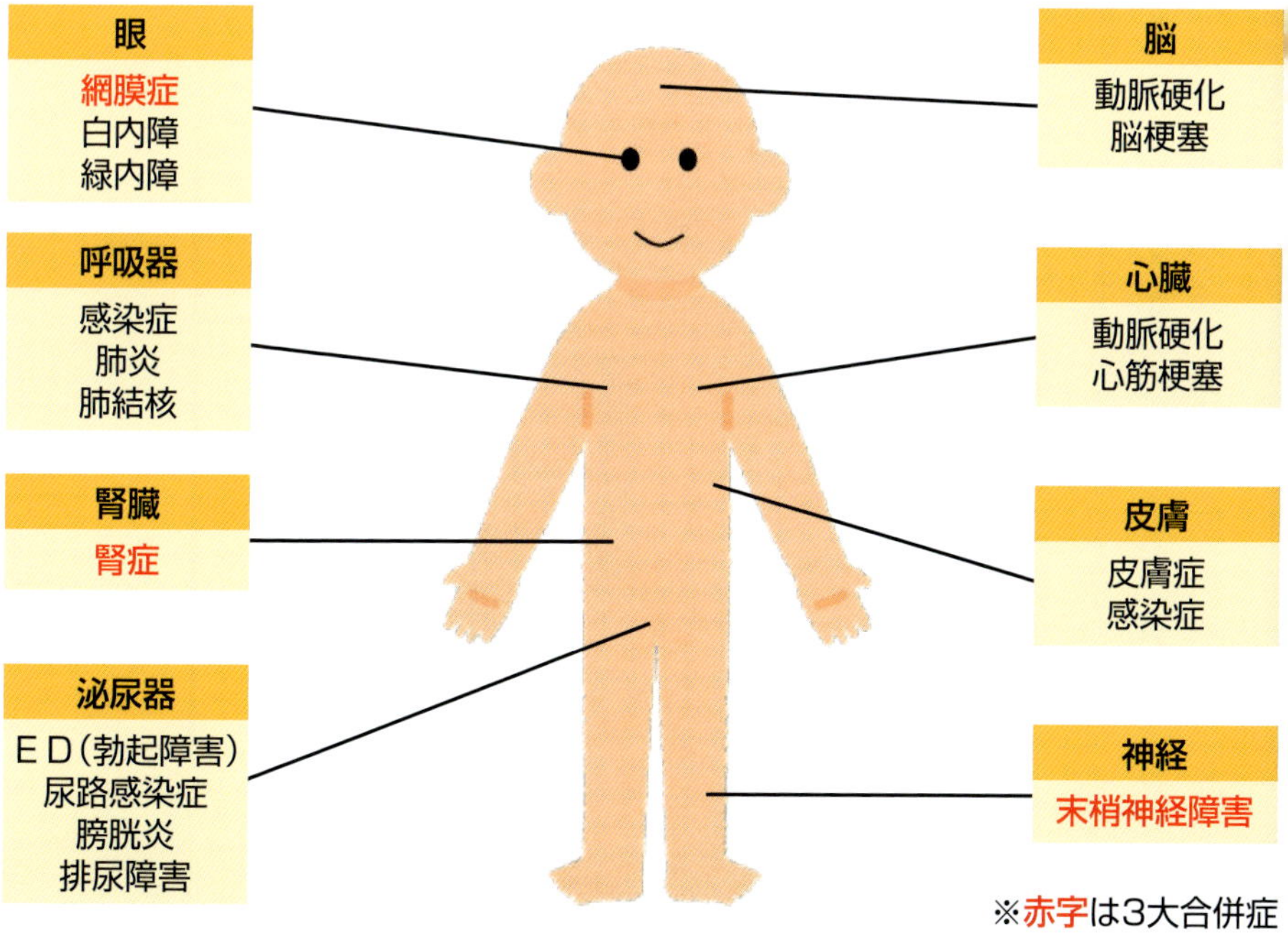

※赤字は3大合併症

糖尿病

③診断と治療

糖尿病の診断

糖尿病は、採血で調べる血糖値とＨｂＡ１ｃ（ヘモグロビンＡ１ｃ）の二つの数値が基準値を上回っているかどうかで診断されます。

ＨｂＡ１ｃとは、血液中の余分な糖が、赤血球のヘモグロビンと結びついたもので、１～２ヶ月間の血糖値を反映します。血糖値が採血時点の状態をみているのに対して、ＨｂＡ１ｃは長期間の状態が判断できます。

血糖値とＨｂＡ１ｃがともに異常値であれば糖尿病の診断となります。どちらか一方だけが異常な場合は、再検査を行い判定します。

糖尿病でなければ安心という訳ではなく、図のように糖尿病の手前、つまり境界型、正常高値というグレーゾーンがあります。こうした方は糖尿病に移行する可能性が高いため、定期的に検査を受けて下さい。

空腹時血糖値による区分

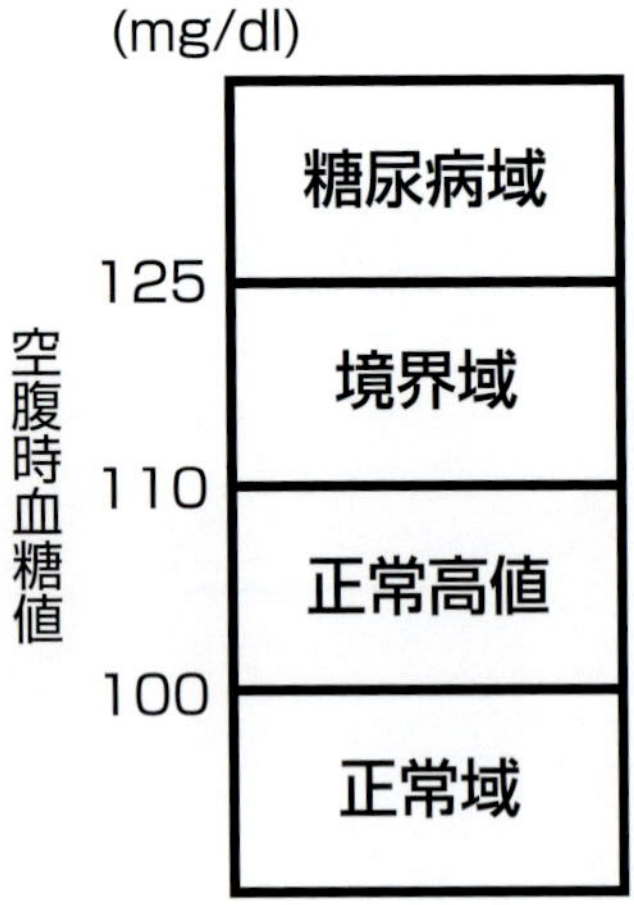

糖尿病の治療

残念ながら、糖尿病の診断が下されたなら、専門医を受診し、どうすれば良いか徹底的に指導を受けて下さい。治療は食事療法、運動療法、薬物療法が３本柱となります。特に食事療法と運動療法が基本です。薬物療法は、食事療法と運動療法だけでは血糖値コントロールが不十分な場合に行われます。薬物療法を開始した後も食事療法と運動療法は継続することが大切です。

食事療法のポイント

次の3点に留意して下さい。

①**適正なエネルギー量を摂取**：エネルギー摂取量は、性別、年齢、肥満度、身体活動量、血糖値、合併症の有無などを考慮して、医師が決定します。通常、成人男性では1400～1800キロカロリー、女性では1200～1600キロカロリー程度となります。

②**一日3回規則正しい食事**：食事の時間と量を一定にすることが、血糖値の安定化に重要です。

③**バランスの良い食事**：一定のエネルギー量で、必要な栄養素を摂取するためには、いろいろな栄養素を偏りなくとることが必要です。

運動療法のポイント

運動時のエネルギー源として、余分な血糖が使われ血糖値が下がります。また、定期的運動により筋肉のブドウ糖や脂肪をエネルギーに変える能力が高まり、インスリンの効き目が良くなります。

留意点としては、

①**医師の指導のもとで行う**：病状や合併症によっては、高血糖、低血糖を引き起こしたり、病状を悪化させる場合があります。

②**有酸素運動が効果的**：酸素を充分に取り入れて行う運動です。多少息切れがして、1分間の脈拍が100～120回くらいの運動が推奨されます。速歩、散歩、サイクリング、ゆっくりめのジョギングなどです。

③**1日15分以上、食後1～2時間以内、週3回以上**：血糖を消費し脂肪を減らすための目安です。毎日の必要はありませんので、気張らずに、ただし長続きさせて下さい。

教育入院

「分かっちゃいるけど」という人が多いのが糖尿病の特徴です。少しでも糖尿病の知識や運動の大切さ、薬の効果やインスリン注射の打ち方などを理解してもらうために1～2週間の教育入院があります。ちなみに「教育入院」があるのは糖尿病だけです。自分で血糖値をコントロールすることがとても大切な病気であるとともに、それがいかに難しいかを物語っています。なかなか糖尿病が改善しない方は、ぜひ教育入院を念頭に置き、医師に相談して下さい。

脂質異常症（高脂血症）

①脂質異常症とは

脂質異常症とは

脂質異常症は、血液中の脂質が異常な値になった状態で、ひと昔前は高脂血症と呼ばれていました。脂質には、コレステロールと中性脂肪（トリグリセライド）があります。このうちコレステロールはＬＤＬコレステロールとＨＤＬコレステロールに分かれます。ＬＤＬコレステロールが悪玉コレステロールと呼ばれるのに対し、ＨＤＬコレステロールは動脈や組織に蓄積したコレステロールを回収し処理する役割を持ち善玉コレステロールと呼ばれています。

ＬＤＬコレステロールが増えた「高ＬＤＬコレステロール血症」、中性脂肪が増えた「高トリグリセライド血症」が体に悪影響を及ぼすことが従来知られており、高脂血症と呼ばれていました。さらに、ＨＤＬコレステロールが低下した「低ＨＤＬコレステロール血症」も体には悪く、これを含めて脂質異常症と呼ばれるようになりました。

脂質異常症の原因は

脂質異常症になる原因としては、

・**家族性高脂血症**：生まれつきの体質的なもの
・**二次性（続発性）高脂血症**：他の病気に伴うもの
・**生活習慣に起因する脂質異常症**

の３つに分類されますが、脳卒中との関連で重要なものは生活習慣に起因する脂質異常症です。

ではどのような生活習慣を続けると脂質異常症になるかというと、最も重要な要素は当然食生活です。脂っこい食事を摂取すれば血液中の脂質は上昇します。

それだけでなく、糖分（甘いもの）、アルコールは容易に中性脂肪に変えられ高トリグリセライド血症の原因になります。体質的にコレステロールの上がりやすい人と上がりにくい人がいることも知られており、上がりやすい人では、過量摂取でなくても脂質異常症に至る方もいます。

閉経後の女性は注意が必要

検診などの採血結果をチェックすると、中年女性ではLDLコレステロールの高い方を結構多く見かけます。食事には気を遣っているのに、という方でも高いことがよくあります。それは更年期と関係しています。

女性ホルモンの一つであるエストロゲンは、血液中LDLコレステロールを下げる働きを持っています。したがって、若い時には男性に比べ女性の方が血液中のLDLコレステロール値が低い傾向がみられます。更年期を迎えエストロゲンが減りはじめるとLDLコレステロールを下げる働きが衰え、血液中のLDLコレステロールや中性脂肪（トリグリセライド）が上昇し始めます。さらに閉経後エストロゲンが一気に低下すると、LDLコレステロール値は20％ほど上昇し、男性の平均値を上回るようになります。

性別・年齢別の血清LDLコレステロール値の変化
（Arai H. J Atheroscler Thromb 2005; 12: 98-106のデータをもとに作成）

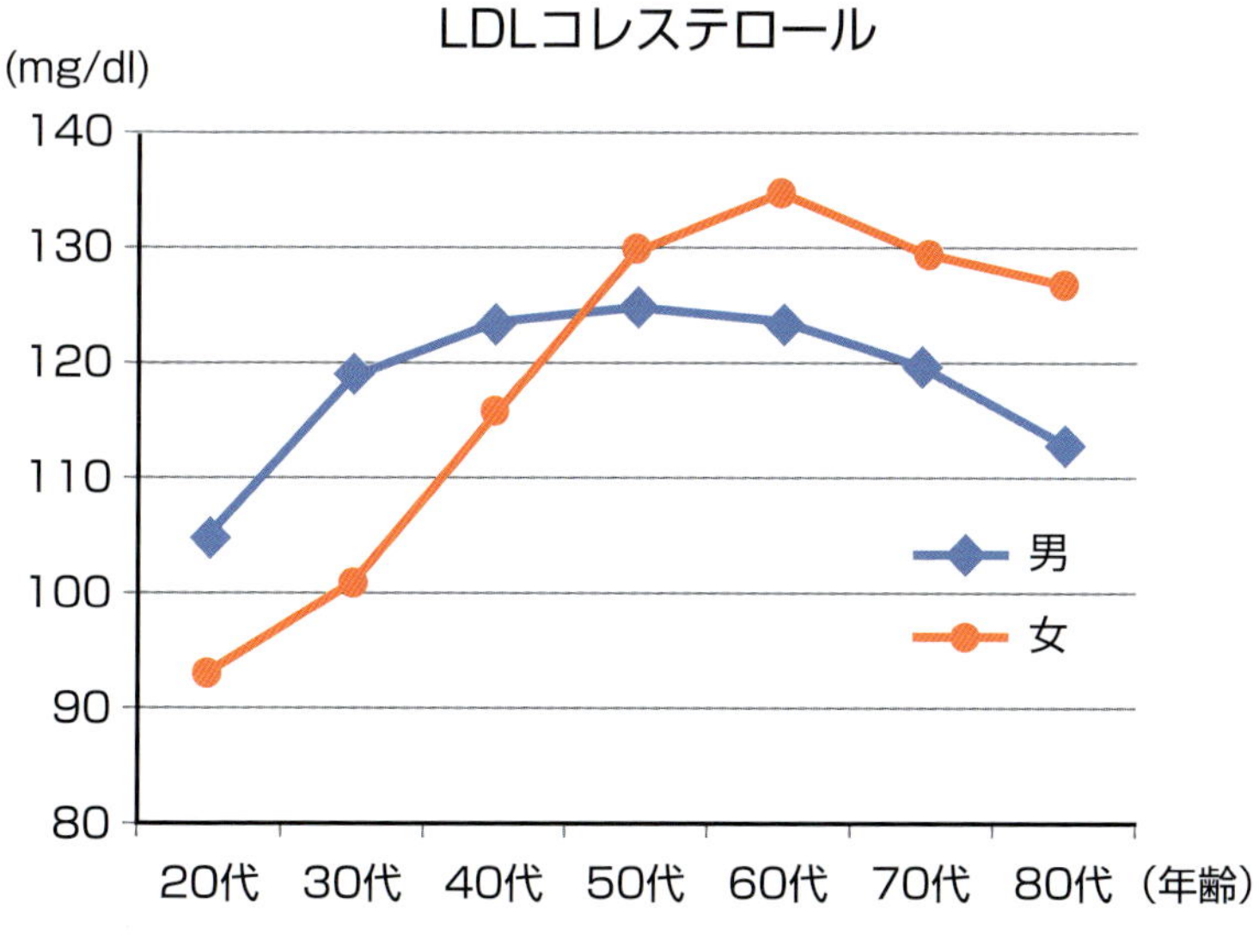

脂質異常症（高脂血症）

②診断と治療

脂質異常症が脳卒中の原因になる理由

脂質が血液中に増えると、まず増えたＬＤＬコレステロールが酸化ストレスを増加させ、動脈壁を痛めつけます。特に動脈内面を覆い動脈壁を保護している内皮細胞が傷害されると、血液中の物質が動脈壁に浸入しやすくなります。そのため余剰に存在する脂質が容易に動脈壁に入り込み蓄積します。動脈壁に入り込んだ脂質のうち特にＬＤＬコレステロールは酸化されて動脈壁をさらに傷害します。また、脂質をマクロファージという細胞が貪食し、その反応により粥状動脈硬化が進行していきます。

脂質異常症の診断

中年以降は前述のように注意していても脂質異常症になることもあります。採血検査を定期的に受け、脂質異常症でないかチェックして下さい。採血データによる診断基準値を左図に示します。

脂質異常症の治療

脂質異常症の治療の基本は、糖尿病同様に、まず食事療法と運動療法です。これらを行っても脂質異常が改善しない場合は、内服薬治療に関して医師に相談して下さい。

内服薬としてスタチンというＬＤＬコレステロールを下げる薬が広く使われています。その他、脂質異常の内容に合わせいくつかの薬があります。さらに難治な脂質異常症に対して新薬の開発も進んでいます。医師と充分に相談して自分に合った薬を処方してもらって下さい。脂質を正常値に維持することで、脂質異常症によりでき始めた粥状動脈硬化が改善することも証明されています。

薬物療法を始めても、食事療法や運動療法を含む生活習慣の改善は続けて下さい。生活習慣の改善をきちんと続けることで、薬の効果がより大きくなります。

脂質異常症による動脈硬化の進展

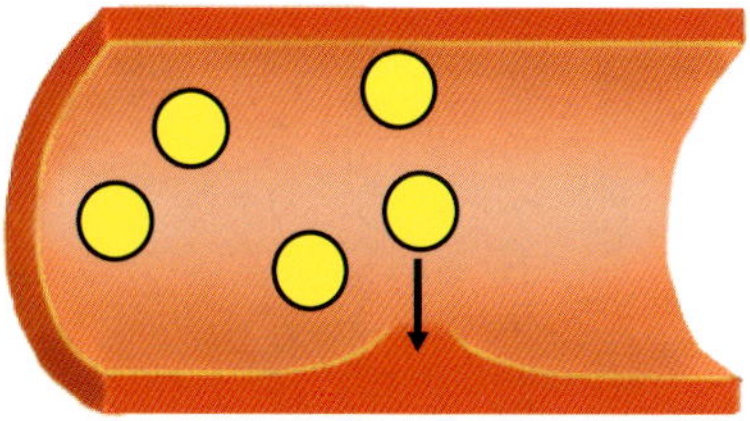

血液中LDLコレステロールの増加
↓
動脈壁の損傷
↓
LDLコレステロールの動脈壁内への浸入

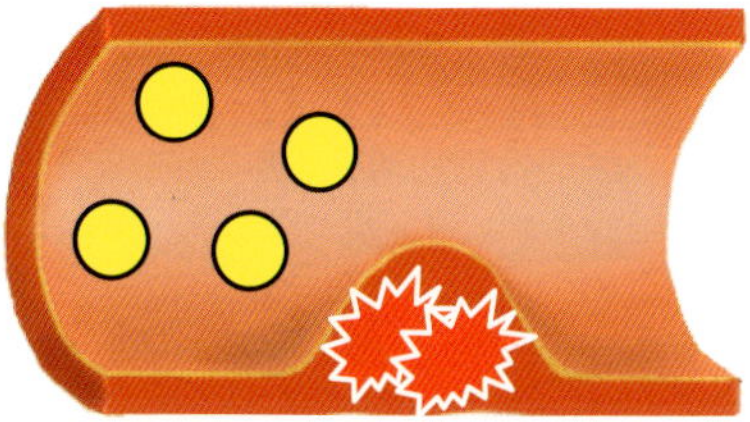

動脈壁内のLDLは酸化LDLに変化
↓
酸化LDLが動脈壁を傷害

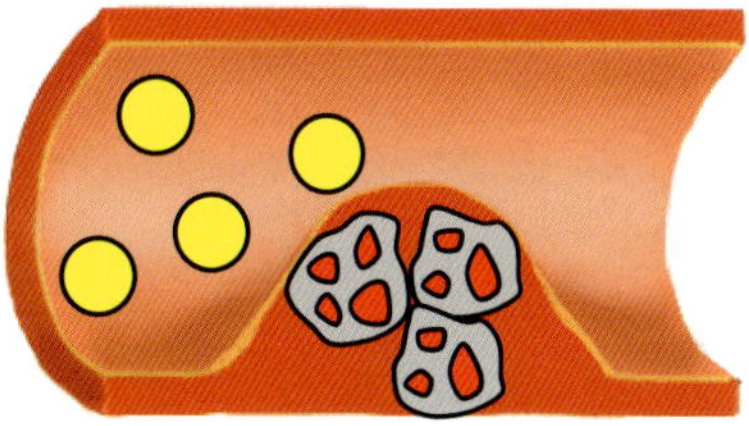

酸化LDLをマクロファージ(掃除屋)が貪食
↓
泡沫細胞という細胞に変身しアテロームが進行

脂質異常症の診断基準

異常な脂質の種類	血清脂質値(空腹時採血)	細かな病名
LDLコレステロール	140mg/dl 以上※	高LDLコレステロール血症
HDLコレステロール	40mg/dl 未満	低HDLコレステロール血症
トリグリセライド(中性脂肪)	150mg/dl 以上	高トリグリセライド(中性脂肪)血症

※120～139mg/dlの場合を境界型高LDLコレステロール血症という

肥満とメタボリックシンドローム　①肥満は病気なのか？

肥満とは

体重計に乗り、変化のない数値をみてため息をつく……。体重計に乗るだけでは体重は減ってくれません。

肥満とは体に余分な脂肪が付いている状態のことをいいます。測定法としては、最近ではＢＭＩ（ボディー・マス・インデックス）がよく用いられます。左図の計算式に示したように体重（kg）を身長（m）で２回割り算をします。計算が面倒であれば、インターネットでＢＭＩの項目を開き、体重と身長を入力するとすぐに数値が出てきます。25以上は肥満です。ただし、低値であればよいかというとそうではなくて、22が最も病気になりにくいとされています。

肥満がすぐに病気という訳ではありません。しかし、肥満および肥満が原因で生じた健康障害が一つでもあると肥満症と病名がつき、治療すべき状態とされます。それは、放置するとこれまで述べてきた高血圧症、糖尿病、脂質異常症などの原因となったり症状を悪化させたりするからです。

メタボリックシンドロームとは

肥満は皮下に脂肪が貯まる皮下脂肪型肥満と、お腹の中（腹腔）に脂肪が貯まる内蔵脂肪型肥満に分けられます。このうち特に内蔵脂肪型肥満が他の危険因子と協同して動脈硬化を強力に進行させることが分かり、メタボリックシンドロームと呼ばれ、注目を集めるようになりました。

ウエスト周囲径が男性85㎝以上、女性90㎝以上が基準となります。この肥満が中核となり、糖尿病、高脂血症、高血圧症に関連する異常値を二つ以上抱えた場合、メタボリックシンドロームと診断します。先に述べた肥満症の親玉のような状態で立派な病気です。皆さんはいくつあてはまるでしょうか、チェックしてみてください（ちなみにウエスト周囲径とはヘソの高さでの計測であって、最もくびれた部分での計測ではありません）。

BMIの計算法

BMI＝体重(kg) ÷ {身長(m) X 身長(m)}

BMIによる肥満度の判定

■肥満度の判定基準(日本肥満学会2000)

	BMI
低体重(やせ)	18.5未満
普通体重	18.5以上　25未満
肥満(1度)	25以上　30未満
肥満(2度)	30以上　35未満
肥満(3度)	35以上　40未満
肥満(4度)	40以上

メタボリックシンドローム診断基準

(厚生労働省)

内臓脂肪蓄積
ウェスト周囲経
男性:85cm以上　女性:90cm以上

＋

以下のいずれか2項目

脂質異常
中性脂肪　150mg/dl以上
または
HDLコレステロール　40mg/dl未満

高血圧
収縮期(最大)血圧　130mmHg以上
または
拡張期(最小)血圧　85mmHg以上

高血糖
空腹時血糖値　110mg/dl以上

肥満とメタボへの移行

肥満
BMIが25以上

↓

肥満症
肥満による健康障害あり

↓

メタボリックシンドローム
内臓脂肪蓄積＋様々な健康障害

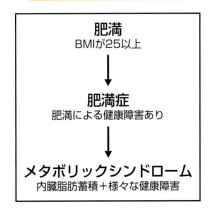

肥満とメタボリックシンドローム　②肥満がなぜ悪いのか

メタボリックシンドロームが危険な理由

内臓脂肪の蓄積がなぜこの症候群の中核をなすかというと、この脂肪から全身の細胞の働きを乱す物質（アディポサイトカイン）が過剰に放出され、これが糖尿病、高脂血症、高血圧症を誘発、悪化させる原因となるからです。糖尿病、高脂血症、高血圧症はそれらだけでも脳卒中の危険因子になりますが、中心に内臓脂肪蓄積という親玉が居座るとより強力に血管の傷害を起こし、脳卒中の危険性を飛躍的に増加させます。

全国で二千万人がメタボ

日本全体では男性で22％、女性で11％がメタボリックシンドロームであると想定されています。さらに予備群も含めると40歳以上では男性の2人に1人、女性の5人に1人、総数で約二千万人が該当するとされています。

青森県ではどうかというとメタボリックシンドロームの有病率は不明ですが、肥満者率は男性4位、女性2位と全国の中で上位です。街を歩いていてさほど多いようにも思えないので意外です。寒い時期が多く、着込んでいて一見しただけでは分からないのでは、という意見もありますが……。

予防と治療

この内臓脂肪の蓄積をもたらす原因は単純に運動不足と過食です。

肥満の方との問答で多いのは、

「食べ過ぎでないですか」

↓「そんなに食べてはいないんだけど」

「運動不足でないですか」

↓「結構動いているんだけど」

というやりとりです。特別な疾患による肥満は別にして、「食べ過ぎず」かつ「適度に運動していて」太る人はいません。

メタボリックシンドローム
腹部MRI

健常者

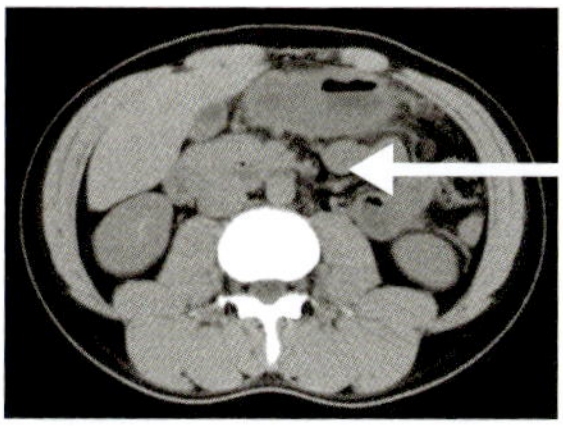

お腹の中（腹腔内）は
内臓で満たされている
（灰色部分）

メタボリックシンドローム患者

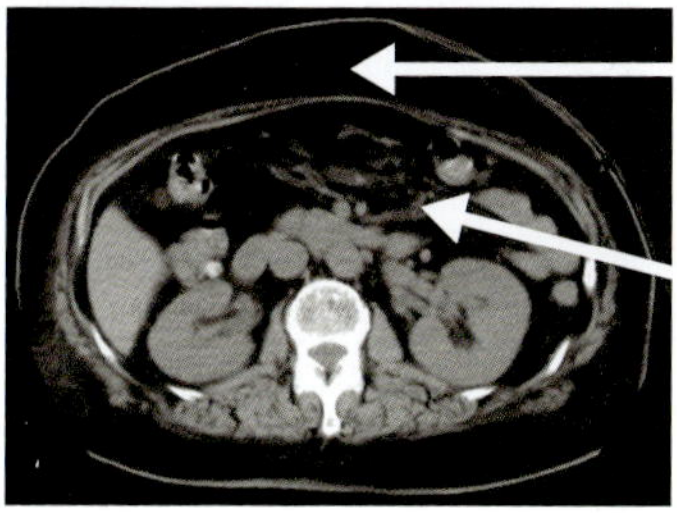

皮下脂肪も増えている

腹腔内の脂肪（黒い部分）が増加
内臓（灰色部分）が周辺に押されている

人はどうして太るのか？

人間の歴史は飢えとの闘いの歴史でもありました。青森県地域もしばしば冷害による飢饉にさらされてきました。江戸時代の記録からは3年に一度は飢饉に見舞われた計算になります。中でも天明の大飢饉（1783〜1786年）では、弘前藩領では人口の三分の一（8万人）が餓死したと伝えられています。

　こうした飢えに対抗するために、食料が豊富な時期にはこれを脂肪として蓄えておく仕組みが人間の体には備わっています。この仕組みは食料に満ち足りた現在も遺伝子レベルで維持されています。したがって油断すれば肥満に傾くのは必然的なことなのです。美容のためには痩せられる、しかし健康のためには……？　禁煙・節酒と同様に自覚が必要で、容易ではありません。体重計に乗るだけでなく、ぜひ適度な運動と健康的な食生活によりアタリを予防して下さい。

飲酒

飲酒と脳卒中

百薬の長といえば酒の別称、脳卒中に関しても適量飲酒では発症率を低下させることが証明されています。例えば、ストレスを減らす、ＨＤＬコレステロールを増やす、血管を拡張させ血圧を低下させる、血液を固まりにくくする、などです。

しかし、これはあくまで「度を超さなければ」という条件付きの話で、多量飲酒は脳卒中の発生率を数倍高めます。多量飲酒により血管の収縮反応性が増大したり、交感神経の活動が高まり高血圧症を誘発します。飲酒に伴い塩分摂取が増えれば高血圧を助長します。つまみを摂り過ぎれば糖尿病、脂質異常症、肥満になります。さらにアルコール自体が代謝されて中性脂肪に変化し脂質異常症を助長します。また、食事をまともに摂らずに酒ばかりを飲んでいれば低栄養で動脈が脆くなります。これら多方面への悪影響で脳卒中の危険因子になり得ます。

青森県の多量飲酒率

私たちが以前県内で調査した結果、飲酒に関しては成人男性の62％が飲酒常習者で、うち24％がアルコール２５０ｇ／週以上の多量飲酒者でした。日本平均を上回る数値で、津軽を含む北東北では酒好きが多いという昔からの言い伝えを証明するデータでした。都道府県別の統計をみても、アルコール消費は全国６位であり、多量飲酒率の高さが当県での脳卒中の多さの一因になっていることは明白です。

適量とは

厚生労働省ではアルコールとして１日20ｇ程度を「節度ある適度な飲酒」として推奨しています。しかし、適量には個人差があるので、弱い人はより少量にする必要があります。アルコール１日20ｇは、日本酒１合、ビール中ビン１本、ワイン２杯、焼酎半合、ウィスキーダブル１杯（60㎖）です。酒好きには少し厳しい数字かも知れませんがここは我慢が肝心です。

適量飲酒の効果

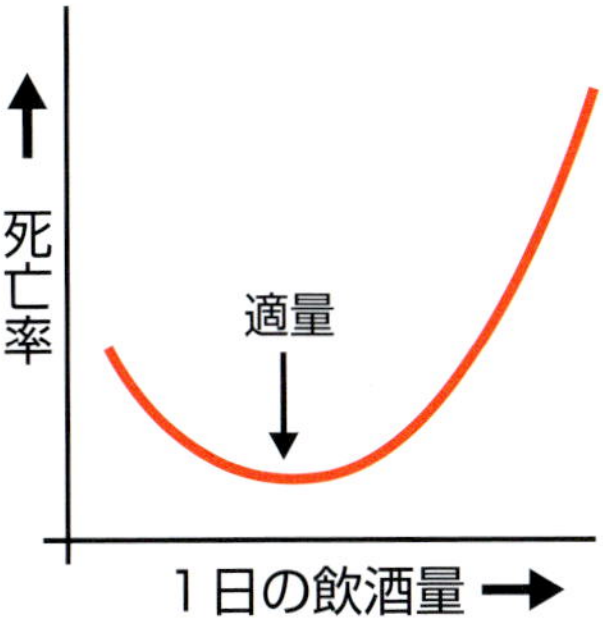

適量であれば死亡率が減少

多量飲酒がなぜ悪いのか

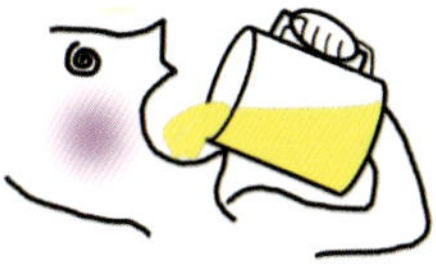

しょっぱいつまみ → 塩分摂取 → 高血圧

つまみ摂りすぎ → 高栄養 → 糖尿病、高脂血症

食事を摂らない → 低栄養

適量とは

ビール	中びん1本(500ml)
日本酒	1合(180ml)
焼酎	0.6合(約110ml)
ウイスキー	ダブル1杯(60ml)
ワイン	1/4本(約180ml)
缶チューハイ	1.5缶(約520ml)

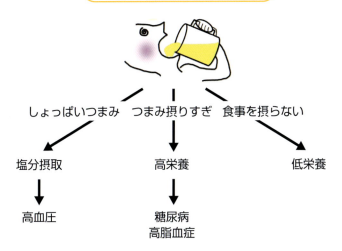

喫煙

喫煙と脳卒中

アルコールが量によっては薬になることがあるのに対して、百害あって一利なしと称されるのがタバコです。まず、喫煙は肺癌をはじめとする多くの癌の原因となります。咽頭癌、喉頭癌、食道癌、肝臓癌、胃癌、膵臓癌、膀胱癌、子宮癌などの発生率を高めることが知られています。癌以外にも呼吸器系をはじめとしてさまざまな臓器の病気をもたらします。

そして、血管に対しても悪影響を及ぼし脳卒中や虚血性心疾患の原因となります。タバコに含まれる三千の有害物質のうち二百余りの毒素は、動脈の壁を構成する細胞を傷害します。そして、動脈壁の肥厚、硬化あるいは脆弱化を引き起こします。壁が肥厚すると血流障害をもたらし虚血性脳卒中に、また壁が脆くなると壁が破れて出血性脳卒中になります。太い動脈、細い動脈のいずれにも悪影響を及ぼします。

青森県の喫煙率

私たちの青森県における調査では、喫煙率は男性の44％で、20本／日以上のヘビースモーカーが28％と、これも全国平均を大きく上回る数値でした。都道府県別の統計をみても、喫煙率は男性1位、女性2位です。

やめるかやめないか

「タバコは健康に悪いからやめましょう」と諭して、ハイとやめる人ばかりであれば、世の中に喫煙者はいなくなります。健康に悪いことを知っていながらやめられない人がほとんどでしょう。それはタバコ中に含まれるニコチンに対して依存症に陥ってしまっているからです。タバコを吸う方はあなたがどのくらいニコチンに依存しているか左の表で確認してみて下さい。

自分の意志でやめられる方はぜひやめて下さい。健康に悪いことを知っていて、やめたいという意志を持ちつつも禁煙できない人は、禁煙外来を持つ医院で相談して下さい。今では保険適応の飲み薬、貼り薬があり、受診者の約80％の人が禁煙に成功しています。

タバコがなぜ脳卒中の原因になるのか

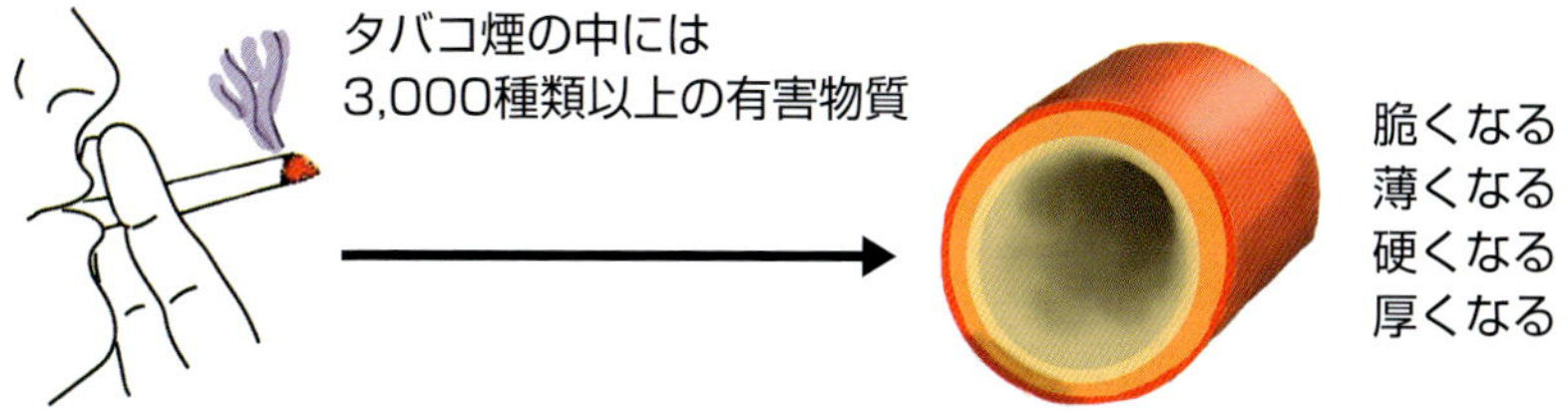

ニコチン依存症の判定テスト

		はい（1点）
Q1	自分が吸うつもりよりも、ずっと多くタバコを吸ってしまうことがありましたか。	
Q2	禁煙や本数を減らそうと試みて、できなかったことがありましたか。	
Q3	禁煙したり本数を減らそうとしたときに、タバコがほしくてほしくてたまらなくなることがありましたか。	
Q4	禁煙したり本数を減らしたときに、次のどれかがありましたか。 ・イライラ　・眠気　・神経質　・胃のむかつき ・落ち着きがない　・脈が遅い　・集中しにくい ・手のふるえ　・ゆううつ　・食欲または体重増加 ・頭痛	
Q5	上の症状を消すために、またタバコを吸い始めることがありましたか。	
Q6	重い病気にかかったときに、タバコはよくないとわかっているのに吸うことがありましたか。	
Q7	タバコのために自分に健康問題が起きているとわかっていても、吸うことがありましたか。	
Q8	タバコのために自分に精神的問題※が起きていると分かっていても、吸うことがありましたか。	
Q9	自分はタバコに依存していると感じることがありましたか。	
Q10	タバコが吸えないような仕事やつきあいを避けることが何度かありましたか。	

※精神的問題とは、禁煙や本数を減らした時に出現する離脱症状（いわゆる禁断症状）ではなく、喫煙することによって神経質になったり、不安や抑うつなどの症状が出現している状態です。

合計5点以上でニコチン依存症

運動不足

運動不足は脳卒中の大きな危険因子です。その理由はすでに何度も説明してきた通りです。運動不足が、高血圧症、糖尿病、脂質異常症、肥満、メタボリックシンドロームなど多くの危険因子の原因になっているからです。いわば危険因子の黒子的存在です。人間は人間である前に動物です。体を動かすようにできています。

都会では通勤時に自宅から駅まで、駅から勤務先まで、そして駅の乗り継ぎなどで結構な歩数を歩きます。公共交通が不十分な地方では自家用車移動の人が多く、運動不足になりがちです。意図的、自発的に運動不足を解消する努力をしなくてはなりません。

酸素を充分に取り入れて行う有酸素運動が効果的です。有酸素状態で脂肪が使われて肥満が減ります。速歩、散歩、サイクリング、ゆっくりめのジョギング、などです。1日15分以上、週3回以上、糖尿病の方は食後1〜2時間以内、肥満対策には食前が目安です。

ストレス

ストレスは精神的な不調をきたすだけでなく、さまざまな病気の原因にもなります。脳卒中もその一つであり、ストレスにより脳卒中発症率の上昇することが科学的に証明されています。

長期間ストレスにさらされると、自律神経のうち交感神経の緊張が高まり、アドレナリンやノルアドレナリンというホルモンの分泌が亢進します。そして、血圧や血糖値の上昇がもたらされ、慢性的になると高血圧症、糖尿病に至ります。

また、ストレスによりイライラがつのり、そのはけ口として喫煙・飲酒の増加、食べ過ぎや運動不足などの生活習慣の乱れが生じると、やはり脳卒中のリスクになり得ます。

さらに、ストレスによるアドレナリンの増加は、遺伝子の損傷をもたらし、老化を早めることも明らかにされました。

どうすれば、ストレスを減らすことができるか、多くの情報が種々のメディアで紹介されていますので、ストレスがたまりがちな方は自分に合った方法を見つけるのが大切です。

睡眠不足

睡眠時間が脳卒中の発生に影響することが言われ始めています。最近のアメリカの大規模な調査研究では、1日6時間未満の睡眠時間の人では6〜8時間の人に比べて脳卒中や心臓病の発生が2倍になることが示されました。ただし、8時間以上の場合にもそのリスクが高まるため、ただ長ければ良いという訳ではありません。

また、睡眠の質も重要です。最近話題になっている睡眠時無呼吸症候群（睡眠中に10秒以上の呼吸停止が一定数以上ある状態）では、高血圧症や心臓病のリスクが高まります。

睡眠不足だとどのようなメカニズムで脳卒中の危険が高まるのか、ということまではまだ充分には解明されていません。しかし、ストレスと同様に、交感神経の緊張やホルモンバランスが乱れ、さまざまな他の危険因子に悪影響を及ぼすであろうことは容易に想像できます。6〜8時間の良好な睡眠を目指して下さい。

不整脈

不整脈のうち、心房細動は心原性脳塞栓を引き起こします。心房細動になると脈が不規則かつ頻脈になり、動悸や胸部違和感がみられます。こうした自覚症状を持つ方は、心電図検査をぜひ受けて下さい。ただし、心房細動を持っていても三分の一の方は自覚症状がありませんので、定期的に心電図検査を受けることも必要です。

また、普段は不整脈がないのに、一時的に心房細動があらわれる発作性心房細動という状態もあります。発作性心房細動も心原性脳塞栓症の原因として重要です。動悸や胸部違和感が時々生じる方も医師に相談し検査を受けて下さい。

そして、もし心房細動を持っていることが判明したら、抗凝固剤という心臓内の血栓形成を予防する薬を服用するがことが重要です。

コラム

「アタリまき」について

津軽弁で脳卒中が多発する家系のことを「アタリまき」と言います（「まき」とは「血統」を表す津軽弁です）。すなわち、古来、脳卒中は遺伝的な病気で、家系内で多発すると考えられてきたわけです。

確かに脳卒中患者さんの親族の状況を眺めますと、脳卒中になった方が多く含まれることがよくあります。しかし、遺伝的な病気という考えは大きな間違いです。家系内で多発する可能性のある病気は、くも膜下出血の一部だけです。くも膜下出血は脳卒中全体の５％程度ですから、さらにその一部というとごくわずかです。今回説明した病気以外に特殊な遺伝的な脳卒中疾患もありますが、極めて希有で例外的です。

では、なぜこの言葉「アタリまき」が古くから使われてきたのか。それはアタリになりやすい悪い生活習慣を家族内で共有するからです。その結果、これまで説明した「危険因子」を家庭内で持っている人が多くなり、次々にアタってしまうのです。

悪い生活習慣の一番の例は、食事内容です。味覚は幼少期に形成されます。幼少期に慣れ親しんだ味覚は、動物の本能として、それを安全なものと判断し、「美味しい」と記憶します。従って、塩分過多、糖分過多、脂肪過多などの食事に慣れてしまうと、それが好物となり成人になってもなかなか抜け出せません。そしてアタる。

また、親が喫煙者あるいは酒好きの場合、その子供が成人して同様に喫煙、飲酒習慣を持つ確率は高いようです。

この章をよく読んでいただき、ぜひ、皆さんの家系を「アタリまき」ならぬ「ハズレまき」にして下さい。

危険因子の管理ができなかった時はどうするか。諦めるのはまだ早い。検診で脳卒中になる可能性を把握し、対応していきましょう。

第三章

脳卒中の予防

二次予防

二次予防とは
検査を受けるには
脳ドックの検査内容
一般検査
血圧脈波検査
太い脳動脈の狭窄・閉塞
未破裂脳動脈瘤
無症候性脳梗塞
無症候性脳内出血

二次予防とは

アタる可能性をチェックする

これまで説明したように、アタリの予防は危険因子の管理が基本です。危険因子を一つも持たなければ、脳卒中の発生の可能性は20分の1になるとも試算されています。危険因子を排除して病気を予防する、これが一次予防です。

しかし、中年以降でこれら危険因子を全く持たない人がどのくらいいるでしょうか。すでにこうした危険因子を持っていた場合どうすればよいでしょうか。

疾患になる可能性が危惧される場合、早期に発見し対応策を施すことを二次予防と言います。これを脳卒中に応用すると、アタる可能性がどの程度あるのかを検査で見分けることと言えます。

脳や脳に栄養を届ける血管の状態を観察することでアタる可能性を類推できます。また、脳の検査だけでなく、危険因子の重篤度や動脈硬化の程度など全身的な検査も併せて行うことが勧められます。

CTやMRIで脳を観察

脳の観察にはCTとMRIを用います。これらが発明されるまでは、頭蓋骨に囲まれた臓器の形態を調べることは容易ではありませんでした。

CTでは放射線を、MRIでは強力な磁力を利用し、スイカを切るかのごとくに頭を切断しその切り口を観察できるようにしたものです。もちろん、本当に切断するわけではないので危険はありません。

一方、脳の血管は、CTまたはMRIで得られた断面から血管の情報だけを取り出して、立体的に再構成し三次元的に観察することが可能になりました。CTによる血管描出をCTアンギオ、MRIによる血管描出をMRアンギオと呼びます。

その他に頸部の動脈は超音波を利用したエコーという検査でも観察できます。

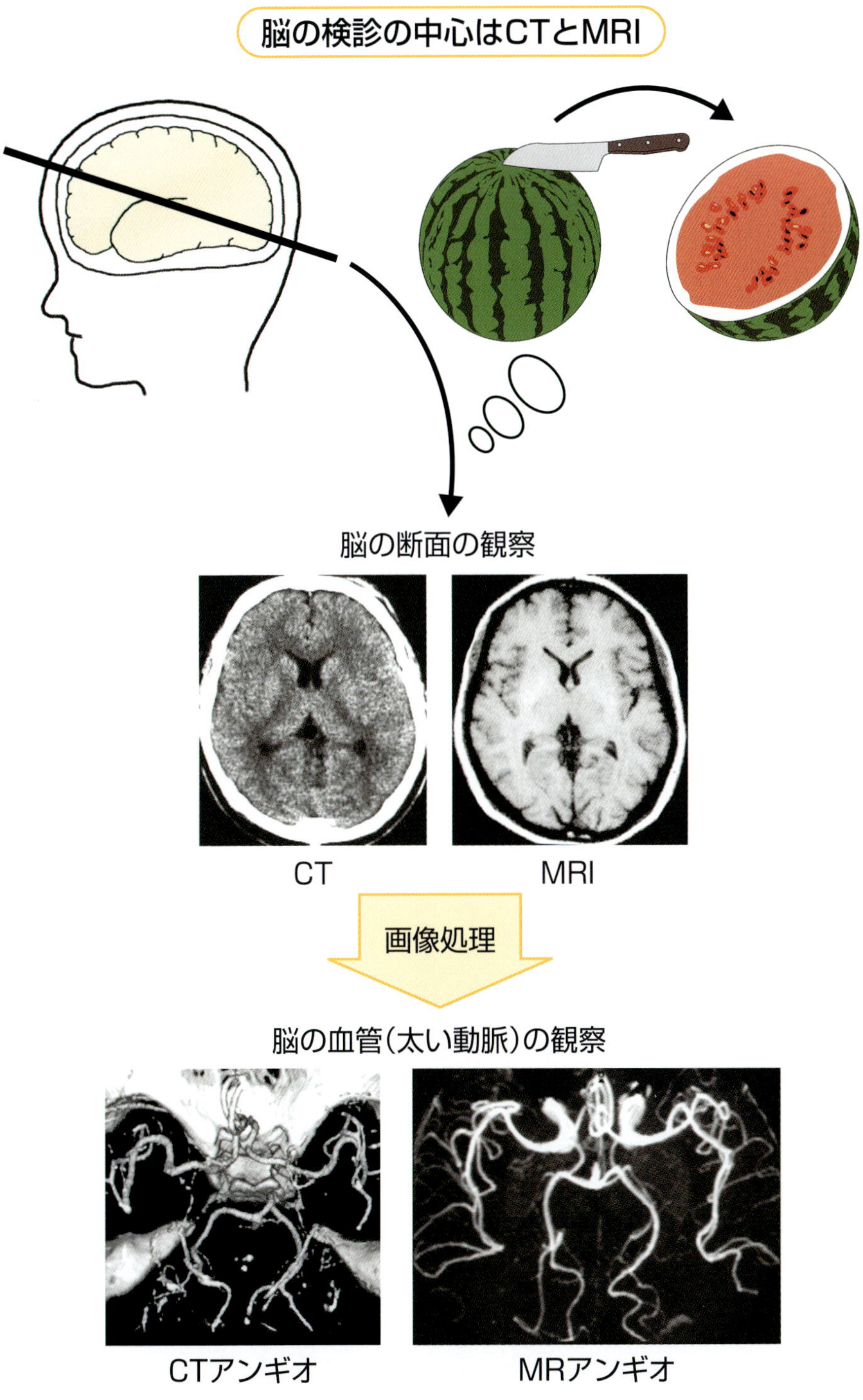
脳の検診の中心はCTとMRI
脳の断面の観察
CT
MRI
画像処理
脳の血管（太い動脈）の観察
CTアンギオ
MRアンギオ

検査を受けるには

2つの方法がある

検査を受けるには2つの方法があります。

1．保険診療

危険因子を保有する方で、何か症状（例えば頭痛、めまい等々）がある場合が該当します。医院／病院を受診し、危険因子を持っていることを申し出て、頭の検査の必要性に関して医師に相談して下さい。特に脳神経外科や脳卒中専門施設などを受診し、相談して下さい。症状の内容を勘案し、必要性があると判断されれば、それに応じた検査が行われます。

2．脳ドック

人間ドック同様に脳の検診を脳ドックと呼びます。無症状の方が対象で、健康保険は適応されませんので原則自費での受診となります。受ける検査の内容により額はさまざまです。青森県では簡便な内容の場合は最低で1万円台から受けられる施設もありますが、標準的な内容の検査を受けると数万円が平均的です。

決して低額とは言えませんが、次のような支援を利用することで一部の自己負担で済むことがあります。

・**生命保険のサービス**：生命保険に加入している方では、その保険会社のサービスにもよりますが、適用になることがあります。加入している保険会社またはその担当者に相談してみて下さい。

・**国民健康保険のサービス**：市町村が運営する国民健康保険などの公的医療保険では、検診にさまざまな補助を行っていることがあります。補助金額は市町村により異なります。市役所や役場に確認して下さい。

・**社会保険、健康保険組合のサービス**：会社勤務で社会保険に加入している場合および大手企業などで健康保険組合に加入している場合は補助を受けられます。勤務先の担当部署に相談して下さい。

どのような医院・病院を受診すればよいか

脳卒中の予防法や治療法の実際を熟知し、かつＣＴ、ＭＲＩなどの画像読影に習熟しているという観点からは、脳神経外科専門医が担当している医療施設を選ぶことをお勧めします。なぜなら、脳ドックでは、異常を発見するだけでなくて、それに対してどのように対処すればよいか的確かつ懇切な説明と指導が非常に重要だからです。

異常がみつかった場合には、その後長期間、予防や対応を相談する必要性があることから、脳神経外科クリニックが適しています。

脳ドックを受ける方は、異常の無いことを確認してホッとしたい、という心理が強く働いています。したがって、異常が発見されると多くの方が落胆します。しかし、発症する前に異常が発見されたのは、何よりの僥倖《ぎょうこう》と考えて下さい。それを契機にきちんと対応すれば発症は予防できるのですから。

ところで人間ドック、脳ドックの語源は何かというと、航海で事故が起こらないよう、船の点検・修理をする施設「ｄｏｃｋ（ドック）」からきています。脳ドックも事故（アタリ）が起きないようにすることが目的ですので、ただ受けるだけではなく、どのようなアタリのもとが発見されたのか、みつかった場合はどうすればよいのかをしっかり認識することが大事です。

脳ドックの検査内容

検査の種類と意義

脳ドックで行う検査はさまざまなオプションから選択することになります。脳卒中予防という観点からは次のようなものが含まれます。

1．危険因子の有無を確認する

血液検査や、尿検査、心電図検査、血圧検査などが含まれます。すでに危険因子をもつことが分かっている人でも、再確認のために一通りチェックすることが推奨されます。

2．全身の動脈硬化の有無、程度を確認する

両側の上腕と足首に血圧と脈の測定装置を付けて、体幹や下肢の動脈の硬さや狭窄の有無を調べます。これらから脳の動脈硬化の有無を推定します。血圧脈波検査と呼ばれ、最近、脳ドック検査の一つとして行われることがあります。

3．認知機能のチェック

脳卒中にかかる前段階の状態で、動脈硬化や無症候性病変のために認知機能が低下している場合があります。

4．頭部ＭＲＩまたはＣＴ

脳の断面を観察します。

5．頭部ＭＲアンギオまたはＣＴアンギオ

脳の太い動脈を観察します。

6．頚部頚動脈エコー検査

頚部の太い動脈を観察します。

ＭＲＩ検査で何がわかるか

脳ドックで脳や脳の動脈を検査する場合、ＭＲＩ検査が中心となります。細部の観察でＣＴよりＭＲＩが優ることや、ＣＴでは放射線被ばくがゼロではないためです。しかし、ＭＲＩで脳の状態が全て見通せるわけではありません。

脳卒中の予防という観点でＭＲＩでわかることは次のようなものです。第一章で説明したように、脳卒中の原因となる血管は太い動脈と細い動脈に分かれることを思い出して下さい。

太い動脈が原因となって生じる脳卒中には、アテローム血栓性脳梗塞、心原性脳塞栓症、くも膜下出血かあります。このうち、心原性脳塞栓症は心房細動でできた血栓が飛んで起こるので、発症前に脳動脈には異常はみられません。したがって、ＭＲＩまたはＭＲアンギオでみつかる異常はアテローム血栓性脳梗塞とくも膜下出血に関連したものです。前者はアテロームによる動脈の狭小化や閉塞を確認します。後者はその原因となる脳動脈瘤の有無をチェックします。

一方、細い動脈が原因となる脳卒中は脳内出血とラクナ梗塞があります。こうした動脈は数百ミクロンと１㎜の何分の一と細いため、普通のＭＲＩまたはＭＲアンギオで直接観察することはできません。そのかわり細い動脈は脳内にあるために、異常が生じると脳に変化がみられることがあります。無症候性脳梗塞や無症候性脳内出血と呼ばれる変化です。この脳の変化をみることで、間接的に細い動脈の異常を推定することができます。

脳ドックまたは検診で受ける検査と意義

一般検査（血液検査、尿検査、心電図検査）
　危険因子の有無をチェック

血圧脈波検査
　体幹の動脈硬化の程度、動脈狭窄の有無を確認

認知機能検査
　認知機能の低下の有無をチェック

MRI（またはCT）、MRアンギオ
　脳または脳の血管の異常の有無を確認
　・太い動脈の異常：MRアンギオで動脈を観察
　・細い動脈の異常：MRIで脳の異常を検索し、細い動脈の異常を推定

頸部頸動脈エコー検査
　頸部の太い動脈の異常の有無を確認

一般検査（血液検査・尿検査・心電図検査）

検査の種類と意義

危険因子を持っているかどうかをチェックします。脳卒中に関係のある検査項目を列記します。

〈血液検査〉

血糖：糖尿病のチェックに用います。ＨｂＡ１ｃと併せて判断します。

総およびＬＤＬコレステロール：高値だとアテロームの原因となります。

ＨＤＬコレステロール：「善玉」コレステロールであり、低値だと動脈硬化の危険因子となります。

中性脂肪：動脈硬化の原因となります。

尿酸：高値だと腎障害を介し脳卒中の原因となります。

炎症マーカー：高値だと、アテロームの進展や脳梗塞の発症リスクが高いと判定されます。

クレアチニン、**尿素窒素**：腎機能を反映します。慢性腎臓病、腎不全で高値となり、脳卒中発症の危険性が高まります。

〈尿検査〉

腎臓の機能を調べるために、尿の性状を調べます。また、尿糖は糖尿病のスクリーニング検査として行われます。

〈心電図検査〉

不整脈の有無、狭心症や心筋梗塞などの病気がわかります。特に不整脈の内、心房細動は心原性脳塞栓症の原因になります。

一般に心電図は、安静にした状態で数十秒から数分ほど測定します。しかし、安静時だけでは異常をみつけられないと判断された場合は、携帯型の測定器をつけて、24時間の心電図を持続的に記録することもあります。

血圧脈波検査

ベッドで仰向けになり、両側の上腕と足首で血圧と脈を測ることで、体幹や下肢の動脈硬化を判定します。次のような項目を測定します。

ＡＢＩ（足関節上腕血圧比）：足首と上腕の血圧を測定し、その比率（足首収縮期血圧／上腕収縮期血圧）を計算します。下肢の動脈は狭窄や閉塞を起こすことがよくあり、これにより下肢の血圧が下がるとＡＢＩが低下します。0.9以下で異常とされています。

ＰＷＶ（脈波伝播速度）：心臓の拍動（脈波）が手足の動脈に届く速度のことです。動脈が硬くなると、動脈壁の弾力性が低下し、脈波が伝わる速度が速くなります。数値が高いほど動脈硬化が進行していることを意味します。

ＣＡＶＩ（心臓足首血管指数）：ＰＷＶに血圧、血管径などの数値を加味して計算することで動脈の硬さを示したものです。動脈の硬さは、年齢とともに上昇するために、得られた数値から、その人の血管年齢を示すことができます。

性別年齢別正常CAVI値
（一般財団法人・日本健康増進財団のデータに基づいて作図）

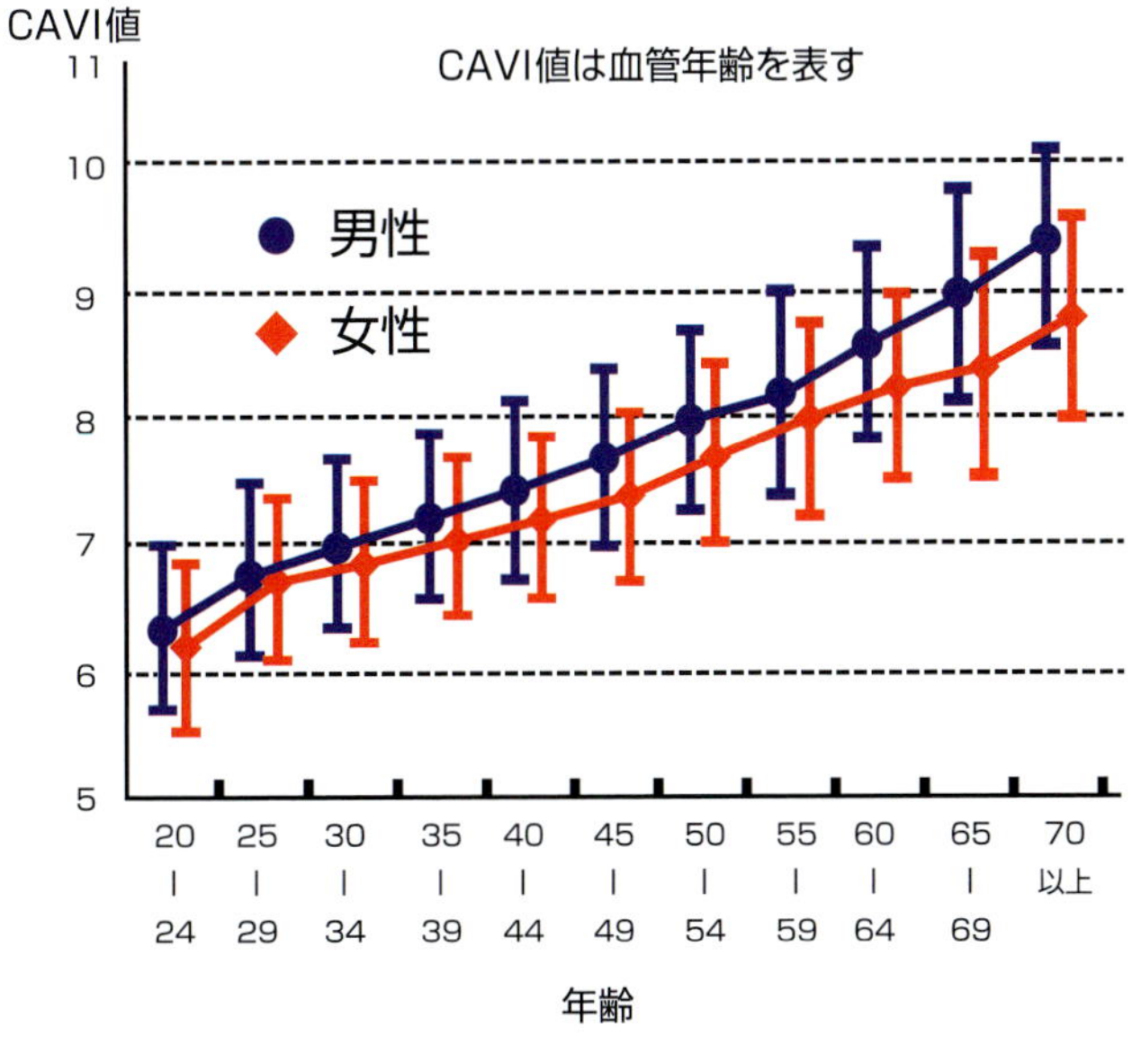

太い脳動脈の狭窄・閉塞

アテローム性の動脈硬化をみつける

動脈硬化により生じる動脈壁の肥厚と内腔の狭窄は、放置すると「アテローム血栓性脳梗塞」に至り、手足の麻痺、言語障害などを引き起こします。検診では症状が出る前にこうした狭窄を容易にみつけることができます。

MRアンギオでは、頸部から頭蓋内の動脈の狭窄や閉塞の有無を確認します。

また、動脈硬化の最もよく生じるのが頸部の内頸動脈ですが、この部分は頸動脈エコー検査で、狭窄の程度のみならず、動脈壁の肥厚程度、アテロームの有無と性状も確認できます。

アテロームの部位と程度により治療はさまざま

検査でアテローム性の狭窄・閉塞が発見された場合には、放置すると脳梗塞に進展する可能性があるため、治療の検討が必要です。

部位と程度により対応が分かれます。

①**頭蓋内脳動脈の狭窄・閉塞**：危険因子の管理と内服薬の治療を行います。原則的に外科的治療は行いません。それは脳梗塞の予防という観点で、外科的治療が内科的治療に比べ優れているという証拠がまだないためです。ただし、あくまで無症候性の場合で、一過性脳虚血発作などがみられれば、手術や血管内治療を考慮する場合があります。

②**頸部内頸動脈の狭窄・閉塞**：アテロームが最も好発する頸動脈に関しては、狭窄の程度により次のような基準を参考に治療方針を決定します。

・**軽度〜中等度狭窄**：危険因子の管理＋内服薬

・**高度狭窄**：次のような外科的治療を考慮します。

一つは動脈硬化の部位を開きこれを掃除する手術で血栓内膜剥離術と呼びます。もう一つは血管の中からカテーテルを進め、このカテーテルを通してステントという網状の筒で狭窄を拡げる血管内治療で、ステント留置術といいます。

頸動脈エコー

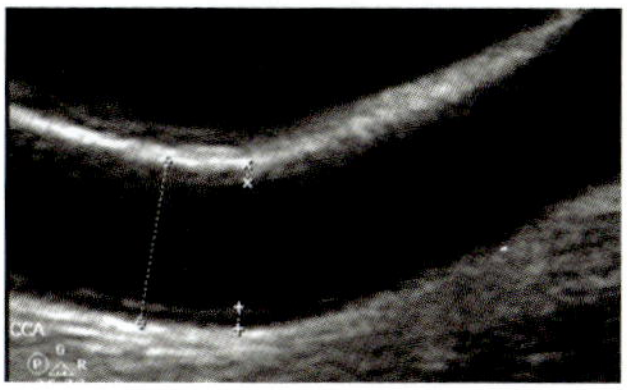

正常な頸動脈

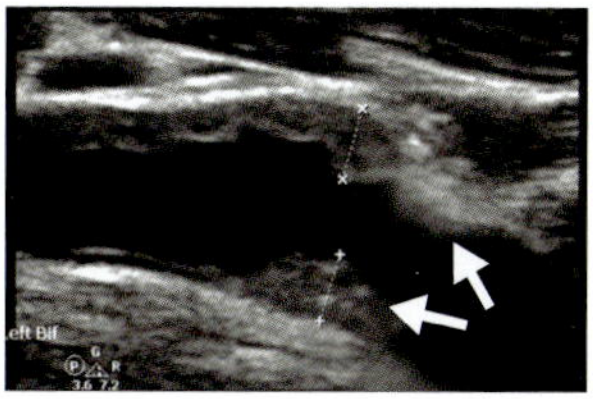

動脈硬化の頸動脈

MRアンギオで発見された脳動脈の狭窄と閉塞

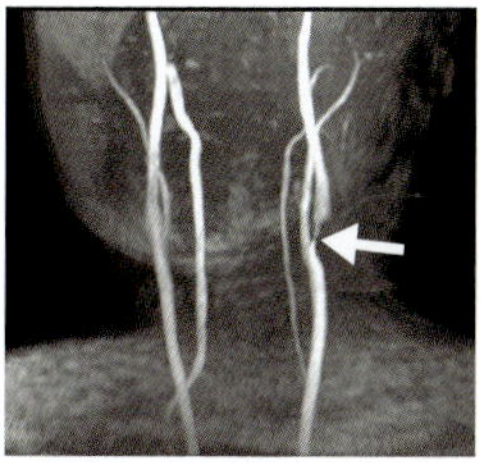

頸部の頸動脈の狭窄

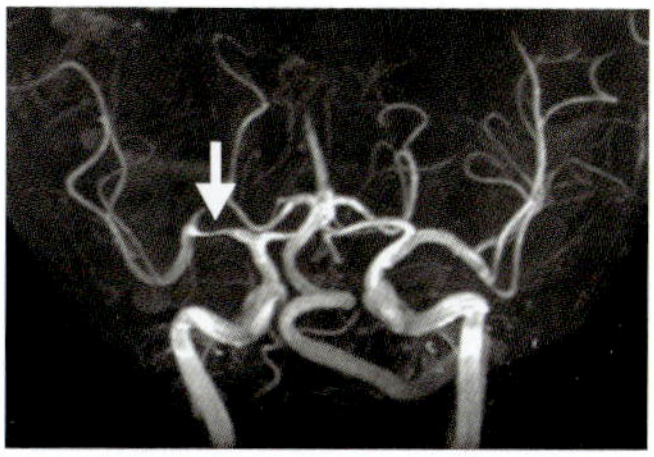

頭蓋内の動脈の狭窄

アテローム性の動脈狭窄・閉塞への対応

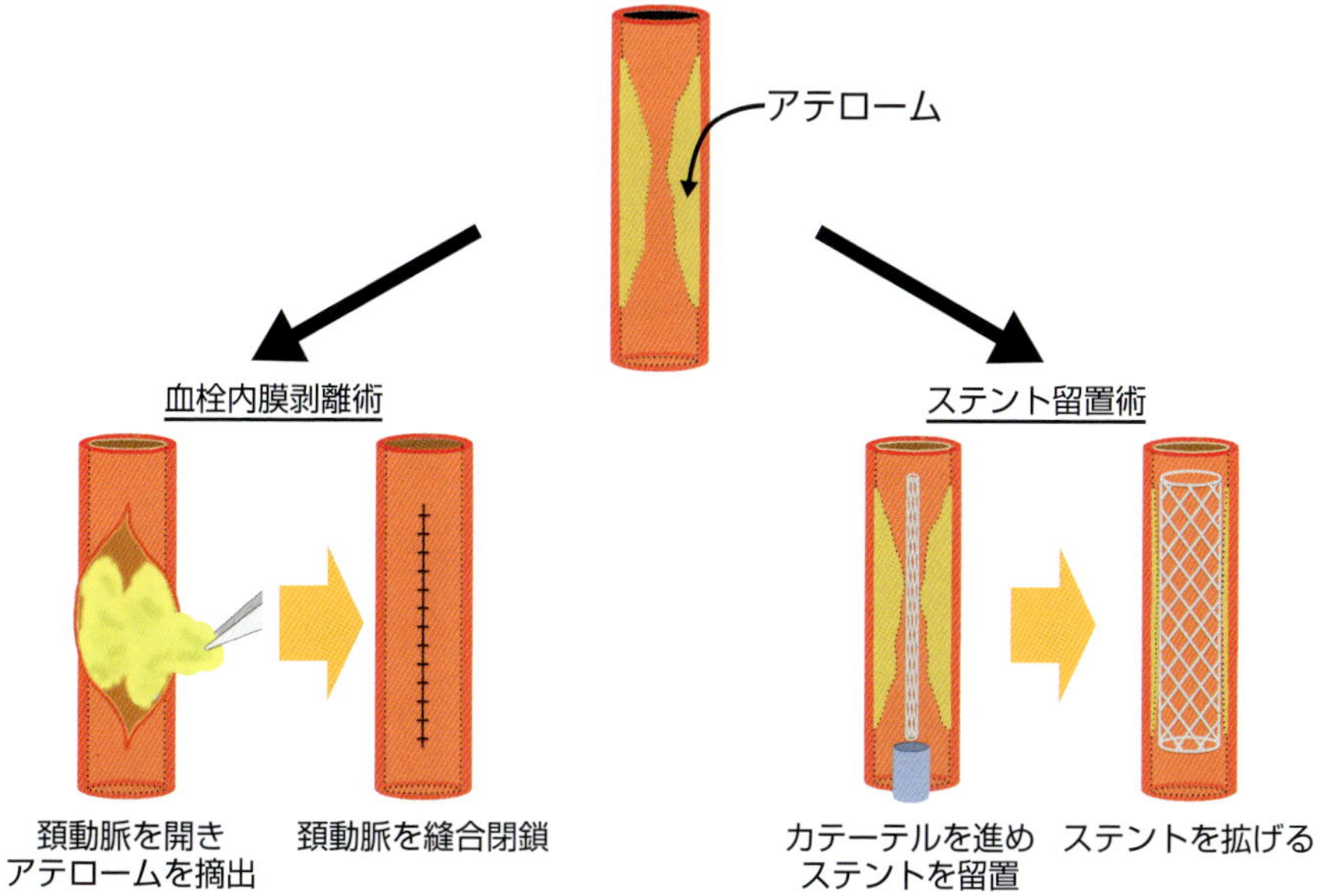

未破裂脳動脈瘤

くも膜下出血になる前に発見

脳の太い動脈の一部が膨隆した状態を動脈瘤と言い、破裂すると「くも膜下出血」を起こします。破裂を起こす前の動脈瘤を未破裂脳動脈瘤と呼び、数㎜以上の大きさのものはMRIまたはMRアンギオで容易に発見できます。未破裂脳動脈瘤はまれなものではなく、我々が行った調査では 40歳以上で5%、つまり20人に1人が保有しています。

くも膜下出血の項で説明したように、他の脳卒中と異なり、危険因子を持たなくてもかかる可能性のある疾患です。喫煙や高血圧症があるとかかりやすくなりますが、こうした因子を持たなくても発症する場合があります。それ故に、危険因子を持たなくても、ドックで検査を受ける意義のある病気と言えます。特に、女性で二親等以内にくも膜下出血になった家族を持つ方はそうでない方の数倍の確率で未破裂脳動脈瘤を持つと言われています。

発見された場合の対応

未破裂脳動脈瘤がみつかったからといって慌てる必要はありません。みんながすぐに破裂してくも膜下出血になるわけではありません。日本全体で行った調査により、破裂率は平均すると年間1%弱です。つまり動脈瘤を持つ人100名に集まってもらい1年間様子を見ると、そのうち1人がくも膜下出血になるという計算です。ただし、動脈瘤の部位と大きさで破裂率は異なりますので、動脈瘤が発見された場合はよく説明を聞いて下さい。原則的には餅や風船と同様に大きくなるほど破裂率は上昇します。

慌てる必要はありませんが、破裂前に予防策を講じるかどうかは決める必要があります。現状では破裂を予防する確実な方法は手術的治療(開頭手術または血管内治療)しかありません。喫煙や高血圧症を持つ人ではこれらを管理することで多少は破裂のリスクを小さくする可能性はありますが、確実ではありません。

手術が１００％安全であれば、動脈瘤がみつかったならもれなく手術を受けることが推奨されます。しかし、脳動脈瘤手術は爆弾処理と同じで危険性はゼロではありません。動脈瘤の場所やタイプで異なりますが、平均すると５％前後の危険性とされています。危険性とは、脳にダメージが加わり、脳症状が出現することを言います。この危険性と、生涯における破裂率を秤にかけ対応を決めていきます。

一般論としては、

①手術を積極的には勧めない場合

・**高齢者（特に後期高齢者以上）**：残された人生の期間を考慮すると生涯破裂率は低く、かつ高齢のため手術の危険性が高くなる。

・**小型動脈瘤の場合**：破裂率が低い。ただし、経過観察して増大する場合は手術を考慮する。

②手術が推奨される場合

・**比較的若年者かつ動脈瘤が中型以上のサイズの場合**：生涯破裂率が高い。

あくまでこれらは一般論ですが、医師の説明をよく聞いて、手術する、しない、経過観察する、を最終的にご自身で決定して下さい。

MRアンギオで発見された未破裂脳動脈瘤

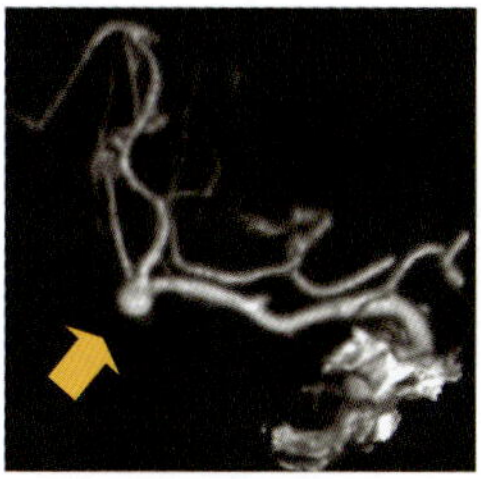

未破裂脳動脈瘤を手術すべきかどうか

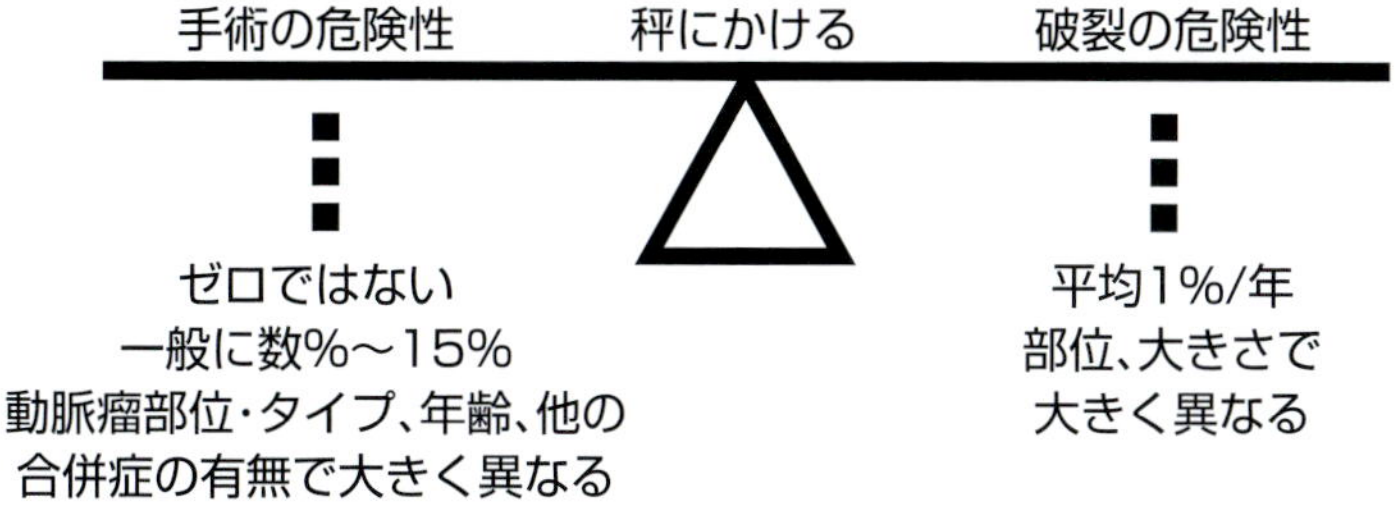
手術の危険性
秤にかける
破裂の危険性
ゼロではない
一般に数%〜15%
動脈瘤部位・タイプ、年齢、他の
合併症の有無で大きく異なる
平均1%/年
部位、大きさで
大きく異なる

無症候性脳梗塞

脳梗塞になっても、必ず症状が出るとは限りません。重要な働きをしていない部位が脳梗塞に陥った場合は、脳症状が出現しないこともあり、症状が出ないことを「無症候性」と呼びます。「隠れ脳梗塞」と呼ばれることもあります。脳梗塞は、アテローム血栓性、心原性脳塞栓症、ラクナ梗塞の３つに分かれますが、特にラクナ梗塞の場合には、梗塞サイズが小さいため、無症候性の場合が少なくありません。

ラクナ梗塞では、高血圧症で細い動脈の壁が厚くなりますが、ＭＲＩまたはＭＲアンギオではそれを直接観察することはできません。その代わりに無症候性梗塞が見つかった場合は、その場所の動脈だけでなく多くの細い動脈の壁が変化していると考える必要があります。この段階を放置すると細い動脈が次々と閉塞して梗塞が増え、手足の麻痺、言語障害などの脳障害症状が急激にあらわれたり、慢性的に認知症になったりします。細い動脈なので外科的治療法は不可能です。一番の危険因子である高血圧症に対する管理が重要で、これを怠れば梗塞は必ず増えていきます。

ラクナ梗塞以外の脳梗塞が見つかることもあります。アテローム血栓性による梗塞が疑われた場合は、脳の主幹動脈のアテロームによる狭窄・閉塞の有無を調べます。心原性脳塞栓症によるものが疑われた場合には、原因としての心房細動などの有無を調べます。

また、大脳白質病変という脳梗塞に近い状態がみられることもよくあります。これは、高血圧により脳内の細い血管が傷つき、脳内の血流が低下したことによる変化です。放置すると脳卒中や認知症発症の危険性を増大させることから注目されています。この状態も高血圧症の管理が重要です。

大脳白質病変のMRI

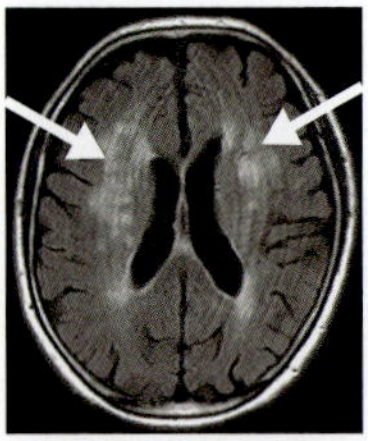

矢印の白い部分

〈正常〉

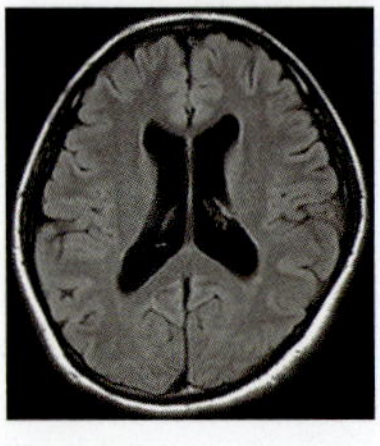

無症候性脳内出血

高血圧症により細い動脈の壁が薄くなり破れると「脳内出血」を起こし、さまざまな脳障害症状を残します。脳内出血の前段階としてごく微小な数㎜の出血を起こす場合のあることが近年わかってきました。細い動脈自体はＭＲアンギオでは見えませんが、この無症候性の微小出血はＭＲＩで容易にみつけることができます。

この無症候性の微小出血が発見された場合、今後大きな脳内出血を起こす可能性があると考え予防策を講じる必要があります。方法は単純です。脳内出血の最大の危険因子である高血圧症を厳格に管理することです。無症候性の微小出血がみつかった人で、高血圧症の管理が不十分であれば脳内出血の発症の危険性は極めて高いと言えます。

ただし、ドックで微小出血がみられなかったとしても、高血圧症を持っているならば安心は全くできません。ＭＲＩで微小出血所見がみられなくても脳内出血を起こす人も大勢います。つまり高血圧症の方は、高血圧治療を行わない限り脳内出血になる危険性は常にあると思って下さい。ＭＲＩで微小出血が見られた場合は、切迫した状態と判断されます。

MRIで発見された微小出血

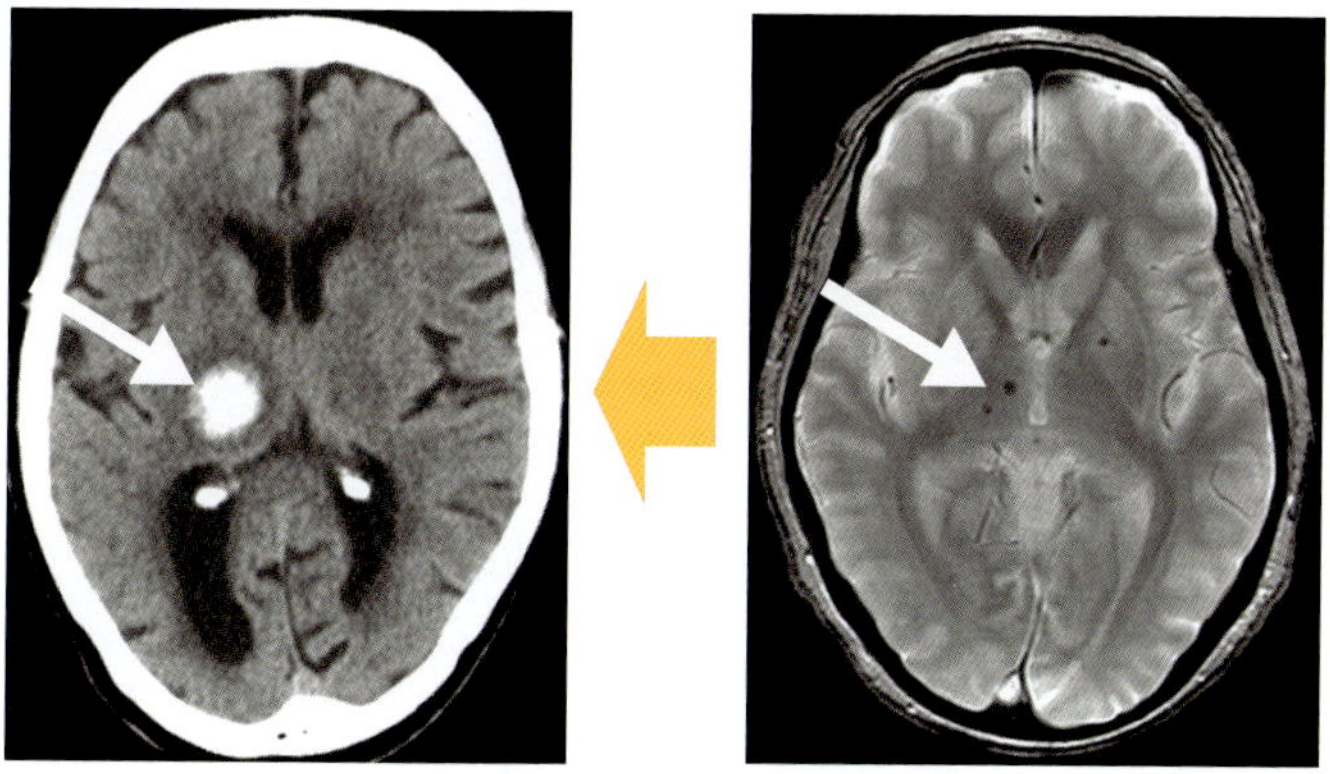

矢印の小さな黒い部分

その後、大きな脳内出血で発症した時のCT

あとがき

脳卒中の予防の核心は悪い生活習慣との決別であることがよくわかって頂けたかと思います。逆に考えると、私たち人間はいかに悪い生活習慣に染まりやすいかともいえます。

……しょっぱいものが好き、腹一杯が好き、脂っこいものが好き、甘いものが好き、酒が好き、タバコが好き、体を動かさずに楽ちんが好き……。

どれもこれも決別はなかなか困難です。

しかし、ここまで本書を通読された方、つまり健康に対する意識の高い方には、危険因子の管理に取り組むことはそう難しいことではないと思います。あるいは既に悪い生活習慣は身の回りから排除済みかもしれません。こうした方が多ければ青森県の脳卒中はすでに全国並みに少なくなっているでしょう。

青森県で依然脳卒中が多いのは、結局、悪い生活習慣がアタリの原因であることを知らない人が多いか、知っていながら悪習慣をやめることができない人が多いかのいずれかということになります。残念ながら、おそらくは後者だと思われます。

ところで県内の脳卒中医療のもう一つの課題は、脳卒中医が極端に少ないことです。特に脳卒中医療の最後の砦とも言える脳神経外科医の数は、青森県は全国で最下位です。脳神経外科医が少なく脳卒中が多い青森県。団塊の世代が脳卒中好発期に突入した昨今、この問題は今後一層深刻化すると予想されます。

この状況を好転させるには、予防法を一人でも多くの方々に熟知・実践してもらうことに尽きます。そのためには、本書の内容を理解した皆様に、「悪い生活習慣をやめることができない」身の回りの人たちを指導・啓発する役割を果たしてもらうことが最も効率的であると考えるようになりました。そして、予防の輪が広く普及することにより、青森県でもきっと人生「90年」を達成できる日が来ると信じています。

著者略歴

大熊《オオクマ》 洋揮《ヒロキ》

1983年　弘前大学医学部卒業
1987年　弘前大学大学院医学研究科修了
1988年　弘前大学医学部脳神経外科助手
1989年　公立野辺地病院脳神経外科科長
1990年　むつ総合病院脳神経外科科長
1992年　国保黒石病院脳神経外科部長
1996年　弘前大学医学部脳神経外科講師
1997年　カナダ・アルバータ大学留学
2004年　弘前大学医学部脳神経外科学教授
2007年　弘前大学大学院医学研究科
　　　　脳神経外科学教授

資格：日本脳神経外科学会専門医
　　　日本脳卒中学会専門医
　　　日本脳卒中の外科学会技術指導医
　　　日本神経内視鏡学会技術認定医

脳卒中予防ハンドブック

－アタリを防ぐ基礎知識－

2018年3月23日　初版第1刷発行
2018年6月11日　初版第2刷発行

著者　　大熊洋揮

発行所　弘前大学出版会
〒036-8560　青森県弘前市文京町1
Tel.0172-39-3168　Fax.0172-39-3171

印刷所　川口印刷工業株式会社

ISBN978-4-907192-61-7